這是一本教你走路治病的書

走出一個好身體，風靡全球的走路療法一次教會你

胡建夫 著

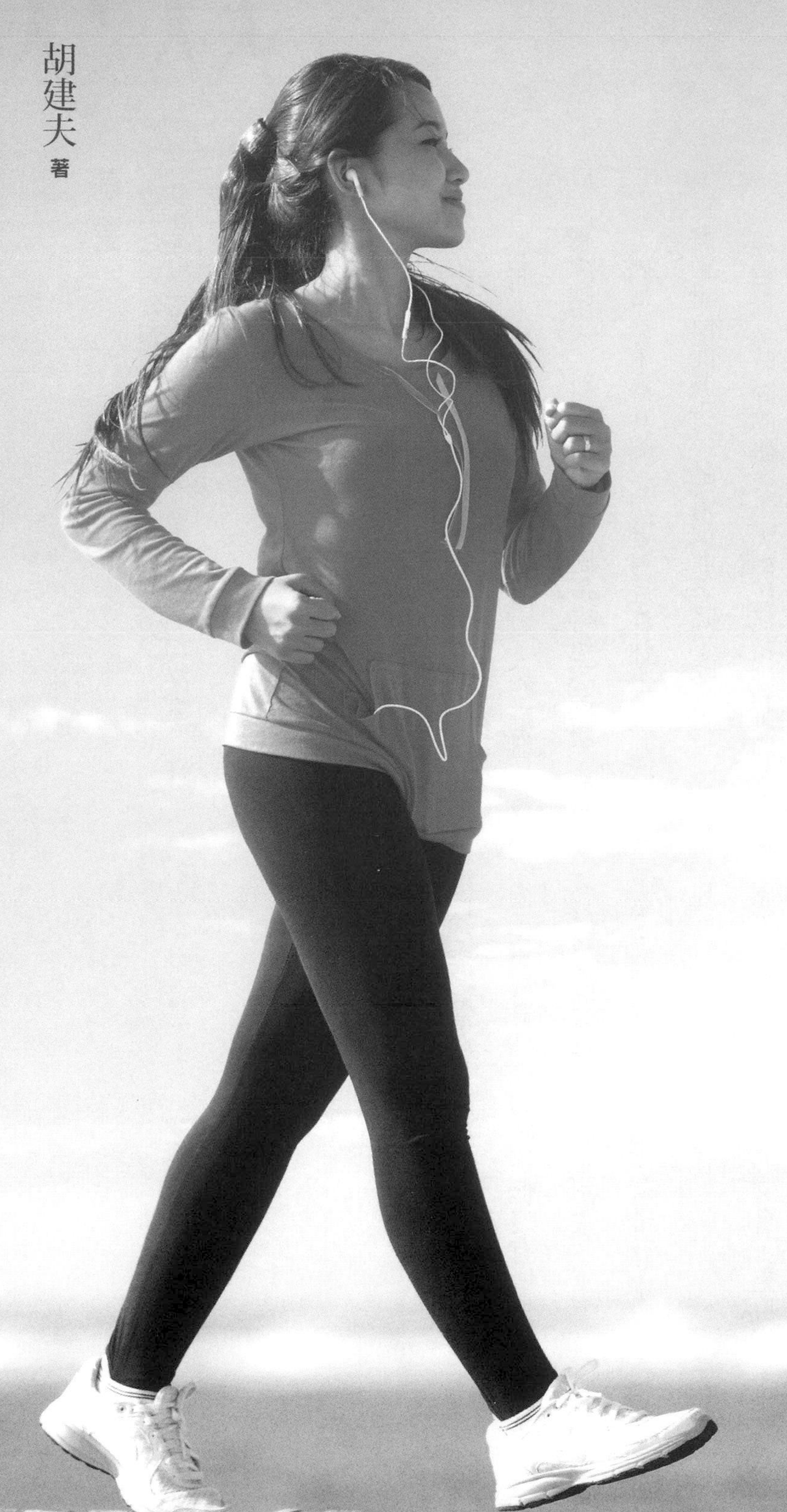

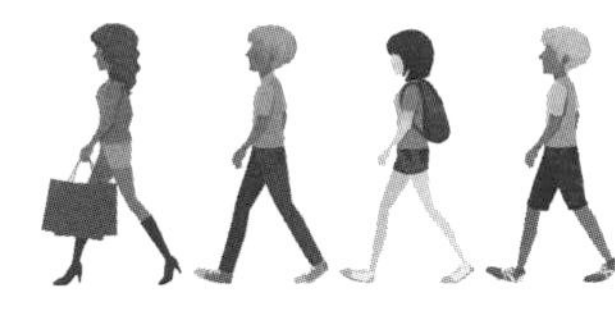

前言

狼醫生的啟示——健康在於「走」

曾經有一個故事：

在一片森林裡，生存著許多動物，其中有狼也有鹿，後來人們為了保護鹿，就把狼全部消滅了，他們覺得這樣一來，鹿沒有了死亡的威脅，就可以生活得更好，繁衍得更多。

然而，這樣做的結局卻出乎所有人的意料。幾年以後，這片森林裡的鹿不但沒有增加，反而越來越少，新生下來的小鹿長得也不健康，個子又矮身材又胖，活不了幾年就死去了。

人們百思不得其解，想著這片森林土地肥沃，水草肥美，鹿沒了狼的威脅活得更好才對，為什麼數量反而減少，品質反而下降了呢？

經過很長時間的研究，人們終於找到了問題所在，原來，鹿群沒有了狼的威脅，整日吃飽了就躺在草地上休息曬太陽，結果就變得肥胖起來，鹿成了胖鹿，於是各種疾病也越來越多，死得越來越早，結果鹿群就變得越來越少，以致到了瀕臨滅絕的地步。

該怎麼解決這個問題呢？想來想去，一名動物飼養員想出了一個辦法，那就是把狼請回來！

很多人都不解，他們憤怒的抗議道：「我們好不容易才把狼徹底消滅，生活在這裡的鹿，才能過著幸福的生活。在這種情況下，鹿的身體反而越來越不好了，想想看，如果再把狼重新放進來，這意味著什麼？這意味著加速鹿的滅絕，意味著鹿群將面臨滅頂之災啊！」

無論如何爭論，買些狼放到森林裡的建議最後還是被批准下來了。從此以後，在這片森林裡，又開始上演著一幕幕鹿被狼吃掉的慘劇，但出人意料的是，鹿群並沒有因為狼的到來減少數量，反而因不斷奔跑鍛鍊了身體，健康指數不斷提升，很快這裡的鹿變得又強壯又健康。

自然界就是這樣的奇妙，就是在這些互相競爭中，各自得到提升。所以沒有了狼的威脅，反而加速了鹿的死亡。

隨著經濟的快速發展，在日益繁華的都市中，交通工具已經越來越多地替代了人們的走路機會。

現在的人們，幾乎不用出門就可以享受科技帶給人類的各種便利了。那種「秀才不出門，能知天下事」的夢想早已成為事實。現在，上樓有電梯，聯繫朋友有電話，查詢資料有電腦，「家庭辦公」、「網路購物」已經非常普遍。而且，這種生活還不僅僅只出現在白領階層、

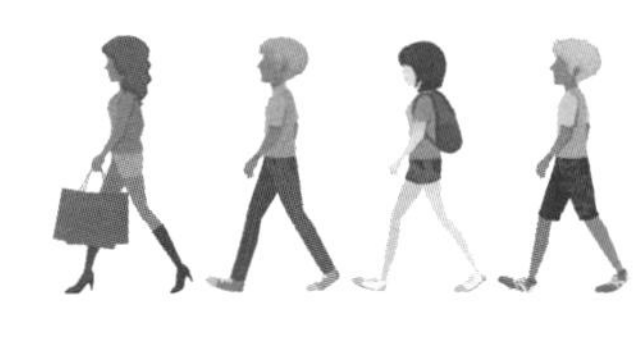

專家主管當中，像不少平民百姓、孩童學子們，也都已逐漸地遠離了徒步行走的時代。人們一個月足不出戶生活都不會出現任何問題。只是，隨著現代文明的發展，人們那雙被解放出來的雙腳，一天天變得無所事事，而缺少了運動後，人們的身體素質也是越來越差。

為了解決這個問題，人們又不惜花費大筆金錢，購買鍛鍊器材，認為足不出戶也能永保身體健康。

記得美國《商業週刊》發表的一篇文章裡曾例舉了現代生活和鍛鍊方式的可笑之處：「我們是一個有怪癖的文明之邦：搭電梯到二樓，然後購買電子攀登器來保持腿部線條；開著車去便利商店，然後又匆匆地回到運動踏車上。還有，我們靠機器來節省人力，反過來，又購買其他機器防止身體退化。」

其實，如果我們總是一味地享受現代交通和通信所帶來的方便，而忽略了雙腳的存在，最終會害了自己。因此，我們宣導大家要經常到室外走走，能徒步行走、登攀的，就絕不用轎車、電梯代勞，藉此走出我們強勁的雙腳、硬朗的軀體和智慧的腦袋來！

現代各種體能、醫學試驗早已經為「走路保健康」提供了大量的科學依據：美國伊利諾大學的一個科學研究小組曾經對214名年齡在64～75歲的志願者進行了一項試驗，他們把志願者分為兩組，一組每週進行三次的長距離步行鍛鍊，而另一組則用器械進行抗阻訓練。

半年之後進行測試，結果有了一個非常驚人的發現：步行組的人員，心肺功能提高了5%～7%，他們的腦部測試成績提高了15%；而抗阻組的心肺功能提高了，相關部位的肌肉也發達了，但腦部測試指標卻並沒有得到任何改善。

這試驗使科學家恍然大悟：並不是所有的體能活動都有健身和健腦的雙重功能，而步行則是具有這種雙重功能的最簡單便捷、安全完美的健身益智活動。

另外，美國也做了類似研究，證實如果每天快走30分鐘，可以預防心臟病、骨質疏鬆症等疾病，甚至對於癌症，也有極好的預防效果。

怎樣才能稱之為快走呢？其實，所謂的快走就是指「如果在12分鐘內，走完1公里的距離，這樣的速度可以稱之為快走了，因為這個速度，可以讓心肺功能產生有效的運動」。

為了達到運動的效果，就必須達到一定的運動強度，首先必須長期堅持走路活動，其次每週至少五天，每天至少45分鐘，注意不必走到汗流浹背，但應走到出一點汗較好。在養成鍛鍊的習慣之後，可以逐漸延長散步的距離和時間。關鍵是，運動量要逐步加大，並持之以恆，才能真正的「走」向健康。

如今，走路已經成為越來越多的人健身休閒的方法，但是美國疾病控制中心的一份調

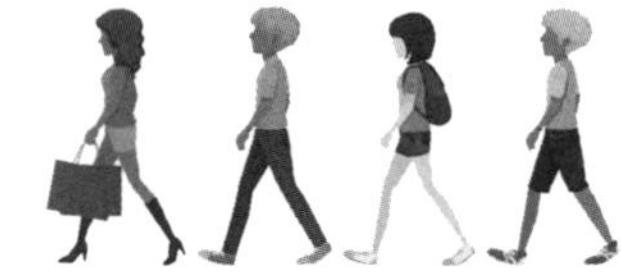

查資料顯示，因為人們平常走路的速度、姿勢都太隨意，所以只有6%的人能真正達到健身的目的。

那麼，如何走得正確？如何走掉疾病，走出一個好身體呢？這正是本書所要告訴你的內容！

編輯推薦序

這是一本教你走路治病的書

你每天都在走路嗎？

你是否知道走路對糖尿病人、腰間盤突出患者、高血壓、肥胖者有治療意義嗎？

如果你有走路鍛鍊的習慣，你的走路方式是否符合健康的要求？

那些長年保持健康長壽的名人，他們到底是如何走路保健康的呢？

如果你不知道，就讓本書告訴你！

在紛繁複雜的健身方式中，走路要算得上是一項最爲簡單便捷而且頗具實效的健身方式了。身爲一種古老而新穎的健身方式，它已經開始風靡全球，成爲諸多國家的熱門健身運動。說它古老，是因爲自從人類進化以來，人們一直走到了今天；說它新穎，是因爲很多人才剛剛瞭解，甚至未曾瞭解走路健身的效果。

走路，是最好的健身養生方式。我們都知道，人的一生是在走路中度過的。腳步，是年齡的象徵，更是健康的證明。正確的走路方式可以提高心肺功能，增強耐力，消耗體內

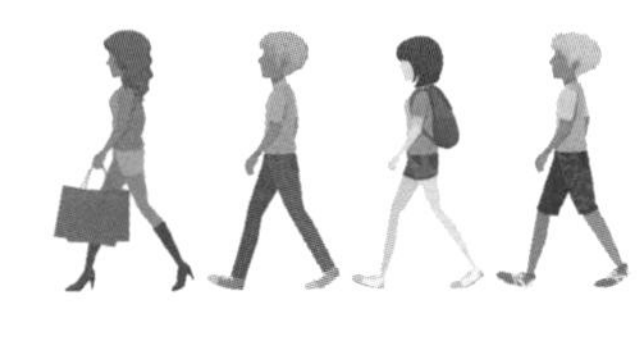

脂肪及糖等熱量物質，而且對內臟和體表脂肪的減少，保持肌肉力量，提高免疫力等方面，都有很大的好處。

醫學專家發現，長期走路上下班和外出旅行的人，心血管疾病、神經衰弱、血栓性疾病和慢性運動系統疾病的發病率，都明顯低於喜歡乘車的人。而且，如果持續走路，強身健體的同時，也能積極預防疾病的發生，例如：每天走路30分鐘，可以有效預防和減少30%的心臟病、50%的糖尿病、20%的乳腺癌的機率，以及高血壓、老年癡呆、動脈硬化、骨折等疾病的發生。除此之外，走路還有強身健體的功能，可以預防骨質疏鬆症，緩解腰、肩、頭部疼痛，消除壓力，改善睡眠，還可以抵抗憂鬱，並幫助愛美人士瘦身減肥等。

也有運動醫學專家指出：正確的走路方式不僅可以改變人的外形和行走姿勢，而且還有益於人的精神、心情，避免人體因過度疲勞而影響健康，讓人保持樂觀、愉快、向上的心態。如果走路方法正確，那麼也可以增強你的肌肉力量，使你的腰部變細，並發揮預防和矯正脊椎側彎等疾病的輔助治療作用。

說到這裡，有人可能要質疑，「走路可以減肥嗎？為什麼我天天走路，還是一身贅肉？說能預防心血管疾病的發生，可是我為什麼還是被『三高』所困？還有我這頸椎病，並沒有因為走路有所緩解啊！」

其實，問題的所在不是走路沒功效，而是因為你沒有掌握正確的走路方式，就好比吃飯一樣，科學的搭配能吃出健康好身體，而隨便的配置可能發生食物中毒等問題。走路也是這個道理，科學性掌握不好，自然達不到預期的效果，甚至可能出現適得其反的效果。

到底如何科學走路？本書將會告訴你許多走路技巧，幫助你糾正姿勢，進而達到鍛鍊的目的。

另外，走路也是最輕鬆、最經濟的運動，它幾乎適合任何人群。每天忙碌之餘，與家人相伴，在公園的林蔭路上散散步、聊聊天，盡享天倫，還可以強身健體，真是妙不可言。而對那些無法承擔高強度運動負荷的人們來說，走路更是最為合適的選擇。

本書將以通俗幽默的語言以及圖文並茂的形式，為讀者們詳細介紹科學走路的重要性和關於走路的一切細節。

讀完本書，你可以學會如何在房間裡練習，怎樣利用好自己的上下班時間等等，並可以按照本書的指導，選擇正確且合適的走路方式。

相信在你走向健康的同時，也能讓你帶著愉悅的身心走出自己的輝煌人生。

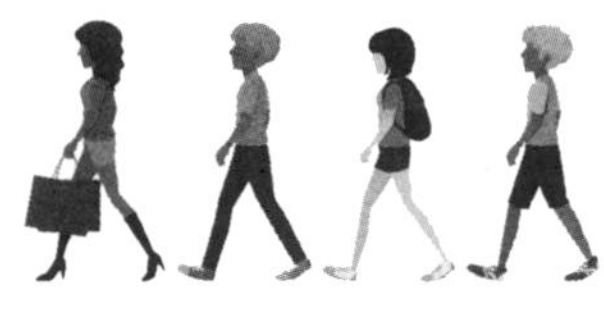

【目次】

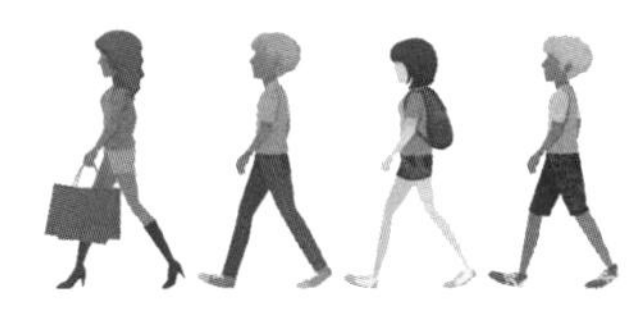

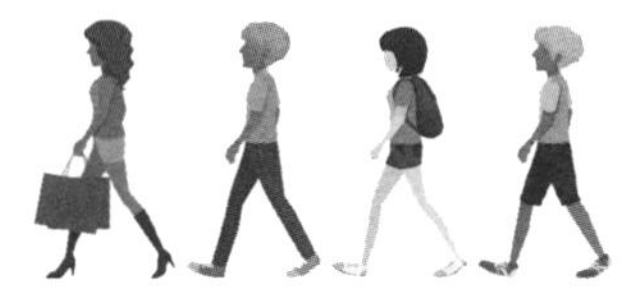

第十六章 名人的「走路效應」

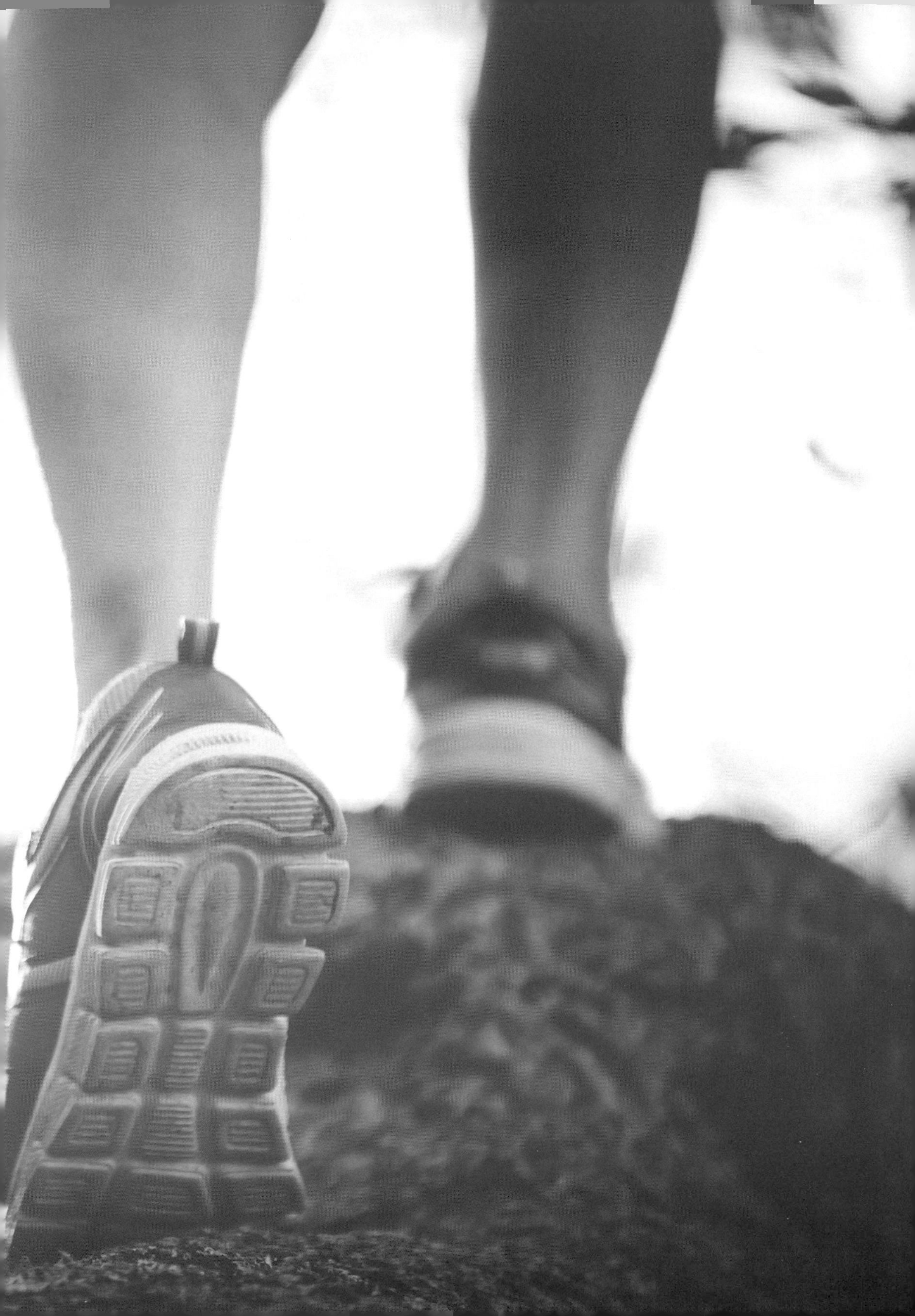

第一章

生命在於「走」

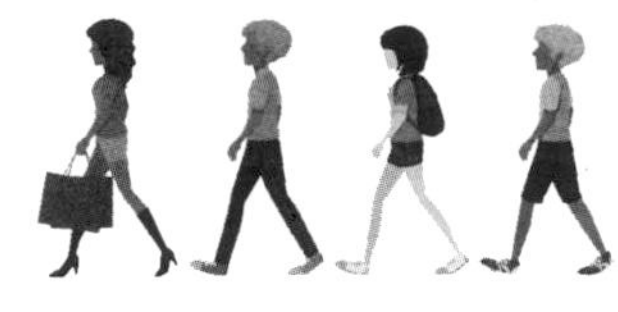

第1節　走路，人類最好的運動

曾經，美國的《Child》雜誌上出現過一句驚心動魄的導語：「我們的孩子將成為第一代壽命比他們的父母還要短的人！」然而，這並不是危言聳聽，現在，越來越多的孩子已經罹患了以前只有成人才會罹患的疾病，比如心血管疾病、糖尿病、新陳代謝疾病等等。

為了讓孩子們更健康，美國曾展開了一項轟轟烈烈的全民健康運動，這項運動主要以走路的方式進行，運動號召了大約五千萬人，成為影響深遠的活動之一。

其採取的主要方式有：

☆日行萬步：這個健身活動號召父母和孩子隨身攜帶一個計步器，用來計算每天所行走的步伐數量，進而鼓勵並督促自己每天步行一萬步。特別是在晚餐過後，如果能夠出去走一走，而不是坐在那裡看電視的話，對健康一定大有助益。

☆步行去上學：這個活動號召孩子們以步代車，步行去學校，保持每天足夠的運動量。為了配合這一活動，許多社區街道還在交通、環境等方面進行了相對的改善。

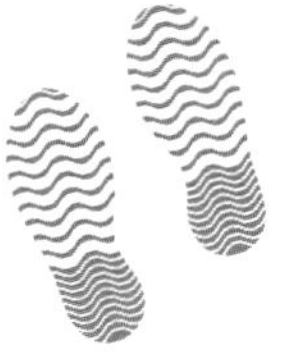

在日本東京，你會經常看見一群手執滑雪杖的人在毫無目的地疾速奔走。他們步姿誇張，健步如飛，在晴朗的陽光下揮舞著滑雪手杖。見到此類情景，你也許會產生疑問，他們到底在做什麼?

其實，這就是風靡日本的北歐式健走，也就是利用滑雪手杖協助行走的運動。這種運動動作看似奇怪，其鍛鍊效果卻出人意料，它不僅可以鍛鍊上下肢、肩、背、腰等部位，在短時間內達到有氧運動的效果，而且還能減輕膝蓋、關節和其他身體部位的負荷。

現在，已經有越來越多的人投入這項健身運動中。在健走運動發源地的芬蘭，約有20%的民眾每週至少健走一次，而這項運動也已經逐漸在歐洲、美國、日本等國家盛行開來。

科學研究指出，每天走路運動30分鐘可以得到不少好處，它可以預防心臟病、糖尿病、骨質疏鬆、肥胖、憂鬱症等，甚至於可以讓人感到快樂，增強自信心。如果你很久沒有運動，那麼就趕緊開始運動，然後慢慢增加鍛鍊的長度與強度，你可以從最簡單的散步開始，每天快走20~30分鐘，持續走下去，以後你就能感受它的好處了。

另外，美國哈佛大學公共衛生學院也做了類似的研究，其研究結果顯示：中老年女性若能減少參加那些比較劇烈的運動，轉向每天快走30分鐘（快走時，肩膀放鬆，手臂提起，

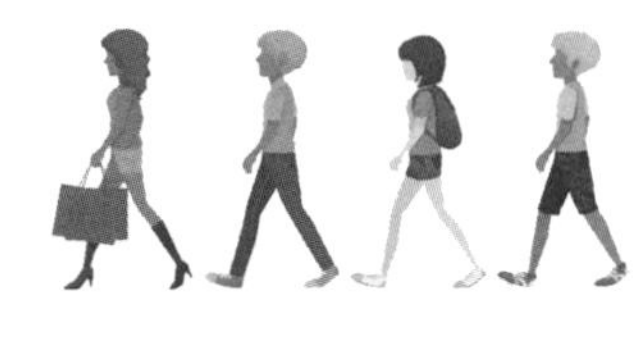

自然彎曲成90度，輕輕握拳，並在走路的時候大幅擺動雙臂，大步行走），那麼，就可以降低30%的中風機率。研究還顯示，中老年女性如果每天快走30分鐘，對於預防糖尿病、心臟病、骨質疏鬆症以及某些癌症，也都具有良好的效果。而如果每天快走45分鐘到1個小時，那麼罹患中風的機率可以進一步降低40%。

正因為如此，所以，有些學者提倡人們每天最少要走5000步，並把徒步行走看做是最方便的健身方法。

其實中醫對此也有考證。中醫認為，人的足底擁有52個人體反射區，其中最重要的湧泉穴是足底養生大穴，足心四周即是胃、腸、肝、膽、脾等消化系統臟器的反射區，如果飯後休息十幾分鐘再步行，正好刺激這些器官加快運行和分泌，則可保持營養的充分吸收。

不過要注意的是：不能在吃完飯後立刻去散步。因為這樣的話，血液就會被送到全身各個部位，使胃腸血液供應不足，食物得不到很好的消化。胃腸也會因為在活動中加快蠕動，而把沒有經過充分消化的食物過早地推入小腸，進而增加了小腸的負擔，食物中的營養素也得不到充分消化和吸收。

科學的走路運動，可以改善循環系統的健康，讓心肌更強健，並增加大腦的氧氣量，增加人體自身的免疫力。另外，它還能抵抗情緒壓力，降低因壓力引起的生理反應，加快疲勞恢復的時間，以及強化呼吸系統，增強肺泡微血管血容量，維持血管彈性及通暢、降低血壓。

具體而言，它主要有以下作用：

1、預防心臟病：現在，全世界每年大概有1600萬人死於心臟病，因此，每個人都害怕自己成為心臟病患者，據《新英格蘭醫學期刊》報導，如果一週步行3小時以上，可降低35%至40%罹患心臟病的風險，可以幫助你活得更健康、長壽。

2、降低高血壓：目前，中國罹患高血壓的人數達1.6億人之多，而且許多人在步入中年以後，血壓多半會上升，使之成為最常見的疾病之一。人們總覺得面對高血壓束手無策，其實，步行可以減少荷爾蒙分泌（因荷爾蒙促使血壓上升），因而減少血壓上升的機會。此外，步行還會增加牛膽酸的分泌，而牛膽酸也具有降低血壓的作用。

3、避免老年癡呆：2005年醫學雜誌公佈的一份研究報告指出，全球每7秒鐘便新增一個老年癡呆症病例，每隔20年老年癡呆症患者人數就增加一倍。據估計，每年有460萬個新發病例，目前全球有老年癡呆症患者2430萬人，到2040年前，這一數字將攀升至8110萬例。而中國是世界上人口最多的國家，也是世界上老年人口最多的國家，中國老年癡呆症患者人數亦居世界之最，成為值得關注的大事之一。但據美國《自然》雜誌報導，

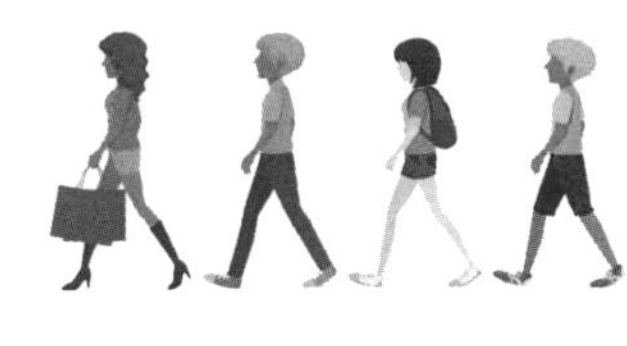

60歲以上人士，一週如果有3天時間，每次步行45分鐘以上，就可以使全身血液活絡、腦循環順暢，預防健忘與癡呆。

4、預防動脈硬化：現代人不健康的飲食習慣，使得膽固醇量過多，容易誘發心肌梗塞、腦梗塞等病變。中國60歲以上人群中，每年增加的動脈硬化性閉塞症患者人數就高達207萬人。其實若能每天持續20分鐘以上的步行，將有助於分解燃燒體內中性脂肪，增加好膽固醇的含量。

5、預防糖尿病：造成中老年人罹患糖尿病的原因多半是飲食過量、運動不足和壓力。在對中國11個省市的4萬多位城市和農村居民進行的調查發現，糖尿病患病率已從1980年的0.6～0.7%增加到了目前的3.21%。估計目前的患者總人數達近4000萬，20歲至79歲患者人數達到近3000萬，僅次於印度，名列世界第二（世界糖尿病患者目前有1.35億人）。對步行運動來說，它可把葡萄糖大量消耗掉，降低血糖值。美國《護理健康研究》也曾刊載，每天輕快步行1小時，對第Ⅱ型糖尿病有50%的預防效果。

6、遠離乳腺癌威脅：據美國的《護理健康研究》（Nurse's Health Study）一項長達20年的統計研究指出，如果一週步行運動7小時以上，可以降低20%的乳癌罹患率。

7、走出好骨質：隨著年齡的增長，中老年人的骨質開始流失，骨頭裡面變乾變脆，很容易造成骨折或腰痛。預防骨質疏鬆症其實不難，除了多攝取含鈣食物外，步行運動是最為理想的運動方式。

8、改善腰、肩、頭部疼痛：在日常生活中，你是否總是彎腰駝背？如果姿勢不良，肩胛肌的負擔過重，肩膀就容易僵硬、痠痛。面對這種情況，最有效的治療方式就是步行。步行時，抬頭挺胸、雙臂大幅擺動、大跨步前進，可以自然而然拉直背肌與肩胛肌。

9、消除壓力、改善睡眠、抗憂鬱：多用雙腳，能改善體內自律神經的操控狀態，讓交感神經和副交感神經的切換更靈活，有助於消除壓力，更容易入眠。

越來越多的證據都顯示：走路這種簡單的無成本運動，是一種控制因生活方式導致的疾病的有效方法，與其他大運動量活動一樣都具有積極的效果。「飯後百步走，能活九十九」的諺語也許不能算絕對準確，但步行是絕對有好處的。因此，我們可以說：「走路保健，不僅是非常完美的有氧運動，它也是人類最好的運動。」

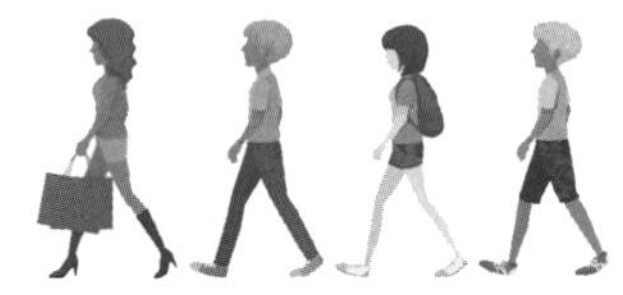

健康小知識

幼兒赤足走路好處多

讓幼兒稚嫩的足底皮膚經常直接接受泥土磨擦的刺激，進而增強足底肌肉和韌帶的力量，促進足弓的形成，可避免發生平足，有利於緩衝走跳時引起的震盪；利於足部汗液的代謝，提高抵抗力和耐寒能力，預防感冒或受涼腹瀉等症；對刺激末梢神經興奮、促進植物神經及內分泌系統的正常發育和調節功能、增進幼兒的智力發育，也大有裨益。

注意幼兒赤足走路要找平坦、乾淨的路面，以防弄傷足底，冬天防凍傷，夏天防灼燙。

第2節 隨時隨地的走步運動

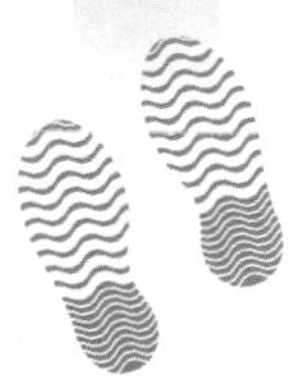

和其他的運動一樣，對於走路，有很多朋友在最初總是抱著很大的熱情和決心，但經過一段時間的鍛鍊之後，就會逐漸鬆懈和放棄。例如，當面對加班、聚會、應酬、天氣變化時，就會給自己找各種藉口放棄鍛鍊。因此，如果沒有堅強的意志和頑強的毅力，就不能堅持繼續步行鍛鍊，而且，像那些總覺得自己沒有時間進行鍛鍊的人，都是很難達到預期效果的。

因此，我們一定要努力避免因意志不堅定而放棄鍛鍊的行為和心理。因為步行運動並不需要刻意的時間和工具，它是隨時隨地都可以進行的，況且如果把找藉口養成習慣的話，就會造成逃避和懶惰的個性，無論是在生活或工作上都有很大的危害性。

在進行步行鍛鍊之前，我們需要制訂一個關於行走步數的鍛鍊標準，這樣一來，步行鍛鍊的時間才能得到保障。另外，我們還可以透過觀察行走步數來逐漸增加運動量，同時也方便我們預防身體疲勞和功能障礙的發生。

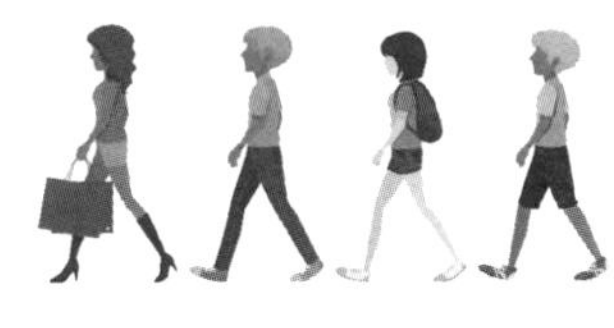

在遇到氣候變化的時候，如雨天在家中也可以選擇適當的運動方式進行鍛鍊。而這時的步行鍛鍊對身體薄弱部分的肌肉也是有很大好處的。

1、掌握行走步數

雖然鍛鍊效果的好壞並不完全取決於行走步數，但是，行走步數卻是一種最容易掌握和控制的步行鍛鍊指標。透過掌握和控制步行鍛鍊的人以及需要適當增加強度的人，都可以透過檢測行走步數而確定適當的步行鍛鍊指標。

首先，要購置一台計步器。體育用品店有各種類型和樣式的計步器，現在已經由單純的測量步數發展到了測量熱量消耗等功能。不過，在購買計步器時，一定要注意它是否能夠正確地測量和計數，而這也是對計步器最基本的要求。其他方面的功能則可以根據個人的喜好進行選擇，購買時請詳細地向售貨員諮詢有關資料。

在購買了計步器之後，在鍛鍊的時候，就可以透過計步器瞭解行走步數總和以及各種平均值了。

這時候，有人會發現，「以為自己已經很刻苦努力地鍛鍊了，原來步行量才這麼少！」另外有人也會知道，「發生膝關節疼痛可能是因為每天上班要走兩萬多步的原因造成的。」這也是一種避免盲目鍛鍊的好方法。

2、增加步數

在需要增加行走步數的時候，可以按照一天平均增加1000～3000步的速度進行鍛鍊。如果一下子由平均一天步行3000步而增加到1萬步的話，就有可能會引起膝關節或腳上的一些關節傷痛和功能損害。當然，每個人可以根據自身的年齡、運動經驗、肌肉力量等種種因素來考量，從步數增加後的3～4週的適應情況來決定增加的步數。如果沒有異常情況就可以再繼續增加步數。但一定要依照自身條件，分階段地逐步增加，而不能突然過度增加運動量，這樣反而會影響身體健康。

增加步數以後，更要認真做好肌肉的放鬆調理等恢復工作，以消除肌肉疲勞，增強薄弱的肌肉力量，並反覆檢查及糾正自己的姿勢和行走方式。在增加行走步數以後，如果出現關節疼痛或僵硬的話，那就說明你的肌肉力量不足或步行姿勢不正確。

如果任意增加步數，會增加肌肉的負擔，使其長期處於疲勞狀態，有可能造成跌倒，發生肌肉關節炎症、肌肉萎縮等症狀。

3、隨時隨地堅持運動

面對越來越多的健康問題，還是有很多人不夠重視。每次提到鍛鍊，他們都會抱怨自己沒有時間鍛鍊或很難增加步數。

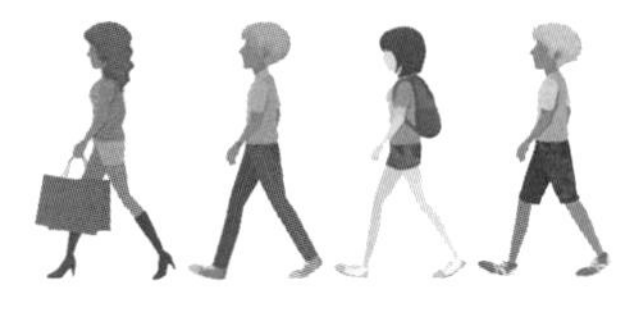

其實，走路運動並不是必須限制一時一地的，在按照自己的計畫表鍛鍊完後，還有很多零星時間可讓你把步數陸續增加。

例如：

A、在等公共汽車和紅綠燈的時候，你可以用腳尖站立的方式，保持收腹狀態幾分鐘。

B、行走鍛鍊的時候在十字路口遇到紅燈時不要停下來，可以選擇綠燈的方向繼續前進，如果有地下道的話，也可以走地下道，總之，盡量不要停下來。這樣不僅對自己的身體有益，而且鍛鍊起來也很難引起別人的注意。

C、搭乘捷運時，不要站在距離通道最近的位置，如果能夠往車頭或車尾多走一點，不僅能增加步數，也許還會找到比較空的車廂呢！

D、上樓梯的時候，如果能一步兩級地上樓，也會發揮健身的目的，因為這樣的動作需要抬高大腿，可以增強肌肉力量；下樓時，可以小跑步下樓，以便提高靈活和敏捷性。

E、做家事時，在需要上下左右移動整理物品的時候，如果能盡量加大動作幅度的話，同樣可以健身。

F、坐著時，也可以伸展放鬆身體。轉動頭部使頸部肌肉伸展放鬆，轉動上身可伸展放鬆腰部肌肉。

G、沐浴時要達到完全放鬆的狀態。在浴缸裡全身放鬆，自由緩慢地呼吸，一邊沐浴一邊自我按摩，充分舒展身體。透過沐浴使身體徹底放鬆恢復。

健康小知識

適當的休息

關於休息，一般來說是平地走50分鐘，休息10分鐘；山坡路走30分鐘，休息10分鐘。休息過長，身體剛剛活動的機能會變得遲鈍。休息時不要直接坐在地面上，可坐在石椅或高一點的石塊上，這樣血液不會完全降到臀部。在休息時和出發前，做些輕微的伸展運動，幫助身體活動。

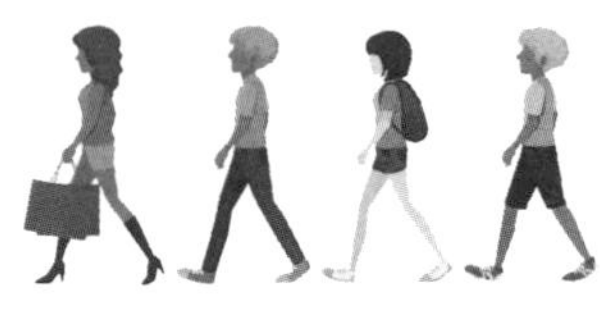

第3節 健康的花樣走路

人們常說：「飯後百步，能活九十九」，「百練不如一走」，足以說明散步在保健中的地位。

散步是我們日常生活中最簡單易行和最溫和的健身運動，它不受年齡、體質、性別、場地等條件限制，運動量不大，但是健身效果卻很明顯。毫無疑問，走路健身肯定是各種健身方法中最簡單、最省錢的一種。當然，散步也要根據不同人群而選擇不同的散步方法。倒著走、健步走……走路健身的方式也有很多種，到底哪一種方式最適合您呢？

現在，我們將幾種常用的走路健身方法列出來，以供大家選擇。

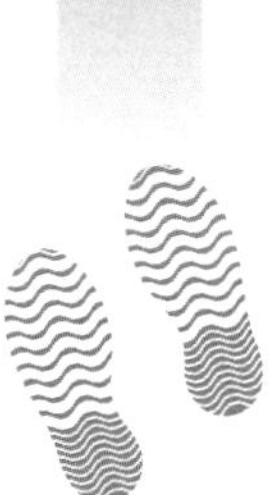

一、普通散步

適宜在風景秀麗的地方，用慢速和中速行走，它適合冠心病、高血壓、腦中風後遺症或呼吸系統疾病、重型關節炎的老年患者。

☆失眠者：如果能夠在睡前緩行半小時的話，能夠產生很好的鎮靜效果。

☆冠心病患者：需緩走慢行，速度不能過快，以免誘發心絞痛。具體做法：最好在餐後一小時再緩慢行走，每日2至3次，每次半小時。長期堅持可促進冠狀動脈側支循環形成，有助改善心肌代謝，並減輕血管硬化。

☆體弱者：應當甩開手臂大步跨。體弱者要達到鍛鍊的目的，每小時走5公里以上最好，走得太慢則達不到強身健體的目的。只有步伐大，手臂甩開，全身活動，才能調節全身各器官的功能，促進新陳代謝。時間最好在清晨和飯後進行，每日2至3次，每次半小時以上。

二、快速步行

有資料顯示，如果用較快的速度走路，對於促進心血管系統的活動能力、提高呼吸肌的功能、降低血液中膽固醇的含量、避免高血壓的發生，都有非常顯著的效果。

日本體能學教授波多野指出，想預防疾病，並達到健美體態的目的，就必須保持在運動中每分鐘消耗的熱量達14.63焦耳以上。而以較快的速度走路，則是達到這一要求的重要方法之一。他曾經研究過日本長壽村村民，發現其快速行走的生活習慣正是長壽村人長壽的祕訣所在。

快速步行與平時的走路稍有不同，它在速度、持續時間以及步頻上都有一定的要求。

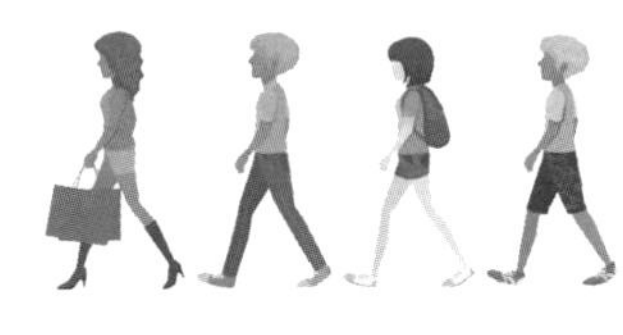

快速步行要求時間一般持續在半個小時左右，速度以每分鐘120步左右為佳。

快速步行時，要求身體略向前傾斜，雙臂自然下垂，協調地前後擺動於身體兩側，全身力量基本著力於腳掌前部。步態要均勻、沉穩而有節奏，著地重力要一致，要精神抖擻，輕鬆又充滿力量，體現出健康和活力。

另外，在進行快速步行健身的時候，每人都要根據自己的身體情況，做到量力而行。

這種運動比較適合慢性關節炎、胃腸道疾病和高血壓恢復期的患者。

而肥胖者宜長距離疾步走，最好每日2次，每次1小時，步行速度要快些，這樣可使血液內的游離脂肪酸充分燃燒，脂肪細胞不斷萎縮，進而減輕體重。

三、定量散步

定量散步亦稱醫療步行法。此種散步法不同於一般散步，它必須達到一定的運動負荷。

定量散步是按照特定的路線、速度和時間，走完規定的路程。散步時，以平坦路面和爬坡攀高交替進行，做到快慢結合。

這種方法包括在平地上和坡地上交替步行。例如：在3度斜坡路上走100公尺，漸漸增至在5度斜坡上行走15分鐘，再在平地上以15分鐘為限走2000公尺。

這種活動適合鍛鍊老年人的心肺功能以及有心血管系統慢性病和肥胖症的患者。

四、擺臂散步

散步時兩臂有節奏地向前後擺動，要求步行時兩臂用力前後擺動，這樣可增進肩關節、肘關節、胸廓等部位的活動。頻率為每分鐘行走60～90步。適用於有呼吸系統疾病以及肩關節周圍有炎症、上下肢關節炎、慢性氣管炎、肺氣腫和呼吸系統慢性病的人。

五、摩腹散步

摩腹散步健身法是一種比較傳統的散步方法，它的具體做法就是在散步時，以兩手摩腹前行。輕鬆的散步加上柔和的腹部按摩，可促進胃液的分泌和胃的排空。這對消化不良和胃腸道慢性病患者非常有益。

六、光足步行

這種方法是根據中醫經絡學說的觀點。五臟六腑在腳趾上都有相對應的循行路線，光著腳走路能使足底肌肉、筋膜、韌帶、穴位及神經末梢盡量與地面的沙土、草地及不平整的石頭接觸，這樣敏感區受到刺激，將信號傳入相對應的內臟器官及相關大腦皮層，再傳到效應器官，進而調節人體全身的各部分功能，最終達到強身保健、康復、防病以及輔助治療的奇效。

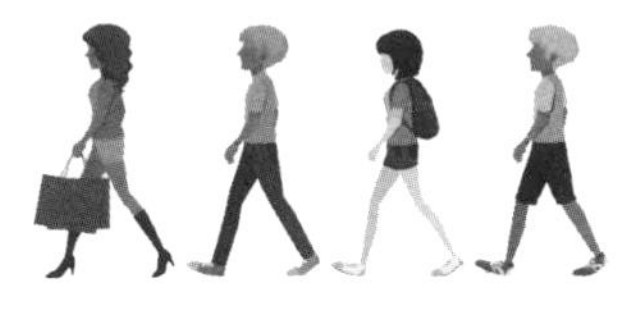

鍛鍊地點可以選擇在公園、公路或庭院裡（最好在有小圓石的土路上），養成每天用30分鐘時間赤腳散步的習慣，可使腎氣充足，精力充沛，耳聰目明，預防早衰。

七、倒走

「倒走」又叫「後退行」，專家研究發現，這種運動對人體非常有益。

倒走需腰身挺直或略後仰，這樣一來，就會讓脊椎和腰背肌承受了比平時更大的重力和運動力，進而使脊椎和背肌全都受到鍛鍊，有利於氣血調暢。

對於整日伏案的人，這一方法可以有效地消除疲勞和腰痠背痛之苦。

對於中老年的慢性腰痠背痛患者，做完此項運動會使腰部感到舒適與輕鬆，而青少年朋友若能堅持，也會有益於軀幹發育，減少雞胸與駝背的發生。

倒走時，雙腿要用力挺直，膝蓋不能彎曲，這種方式會增加膝關節、股肌承受重力的強度，進而使膝關節周圍的肌肉、韌帶、股肌都得到鍛鍊。倒走同時還能鍛鍊踝關節和足跟骨，因為在倒走時腳尖是虛著地，這樣力量基本上壓在踝關節和足跟骨上，使這些部位也得到鍛鍊。

同時，倒走對提高個人的反應能力也大有好處，因為在倒走時，自己要留意前方路況和方向，因此對空間和知覺的感知能力將得以增強；為了防止摔倒，集中注意力，將會使主管平衡作用的小腦受到訓練，使小腦調節肌肉緊張度及協調隨意運動等功能得到增強，進而有利於提高人的反應能力。

如果在其他運動完畢後再後退走，將會調節心情和促使身體疲勞的自然恢復。而且還有實驗顯示，倒走比正走要消耗更多的熱量，也可達到減肥的目的。

由於倒走時動作頻率較慢，體力消耗也不大，因此，比較適合那些不宜做劇烈運動的人採用（如體弱者、冠心病及高血壓患者等）。

不過，此項鍛鍊的時間不宜過長，以每分鐘120步的速度走15分鐘就可以了。剛開始時可能有些不太適應，但一定要堅持下去。

八、健步走

健步走是一項以促進身心健康為目的，講究姿勢、速度和時間的步行運動，它行走的速度和運動量介於散步和競走（行走速度快，消耗的能量也最大）之間。其最突出的特點是：方法易於掌握，不易發生運動傷害；不受年齡、時間和場地的限制，不同年齡的人群可根據自己的時間隨時隨地進行鍛鍊。

健步走的速度是決定鍛鍊效果的關鍵因素，因人而異可分為慢步走（每分鐘約70～90步）、中速走（每分鐘90～120步）、快步走（每分鐘120～140步）、極快速走（每分

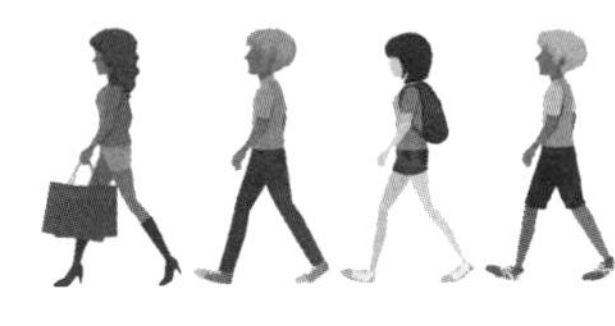

鐘140步以上）。

健步走不僅可以提高心肺功能耐力，改變血液品質，還可以產生增加人體免疫能力、促進骨關節健康、改善心理狀態、減肥等各種功效。

具體操作方法是：在自然行走的基礎上，軀幹伸直，收腹、挺胸、抬頭，邁大步，隨走速的加快而肘關節自然彎曲，以肩關節為軸自然前後擺臂，同時腿朝前邁，腳跟先著地，過渡到前腳掌，然後推離地面。健步走時，上肢應隨步伐的節奏擺動，走的路線要直，不要左彎右拐，上下肢應協調運動，並配合深而均勻的呼吸。每分鐘大致走60～80公尺，每天步行半小時至1小時，強度因體質而異，一般以微微出汗為宜，只要持續3週就可見明顯效果。

九、雨中疾走

和晴天相比，雨中走路也是特殊的健身方法。因為在下雨的時候，能產生大量的負氧離子，會讓人感到心曠神怡，並有助於調節神經，消除鬱悶。而且，霏霏細雨對臉部、肌膚的輕柔按摩，可以增強機體對外界環境的應變能力。

其實，這種方式比較適合感性而且愛好運動的女性。她們可以選擇適宜的時候，穿上防水的休閒衣褲，在一條安靜的小道，享受雨中疾走的閒情逸致。另外，這種方法還有利於大腦由緊張趨於平靜，也就是人們常說的心理和精神的調節。

十、陽光疾走

陽光孕育了生命。曬太陽可以促進人體的血液循環，增強人體新陳代謝和免疫功能，接受適量的紫外線照射能促進維生素D的合成，維生素D有助於骨骼和牙齒的健康，調節身體中的鈣、磷代謝。

另外，太陽的照射還可以讓人情緒高漲，願意從事富有挑戰性的活動。如果上午能夠享受日光照射半小時的話，將對精神萎靡、有抑鬱傾向者的症狀有很好的改善。

這種鍛鍊方式的時間可選擇在早晨6～10點或者下午4～5點進行。盡量避免上午10點～下午4點這個時段，因為這時的紫外線最強，容易對皮膚造成傷害。而且，這種鍛鍊的時間不宜過長。

十一、負重走

我們在進行走路鍛鍊時，如果能夠適當增加身體的重量，那麼，熱量消耗會加倍，其效果也會更佳。

如果要採取這種方法，我們可以在走路鍛鍊時握著啞鈴行走。對於0.5～1公斤的啞鈴，

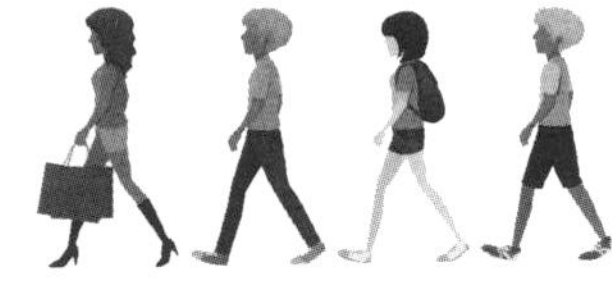

一般來說正常人都能承受。在運動開始時，速度可以稍微慢一些，不過，走路的姿勢還是要保持正確，以不讓肩膀感到有負擔為宜。

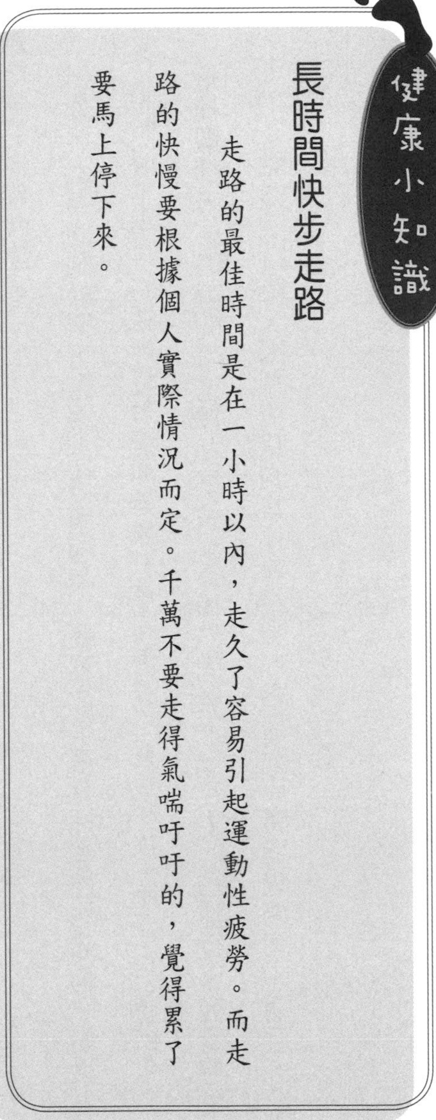

長時間快步走路

走路的最佳時間是在一小時以內，走久了容易引起運動性疲勞。而走路的快慢要根據個人實際情況而定。千萬不要走得氣喘吁吁的，覺得累了要馬上停下來。

第4節 雨中散步好處多

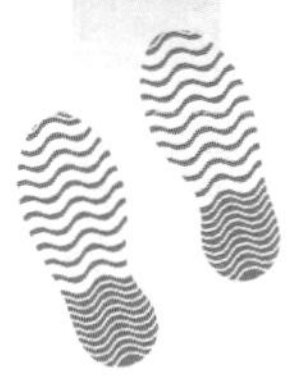

我們都知道，散步是一種有氧運動，它是透過腿、背、臂部等一些肌群交替收縮和放鬆的協調運動，讓呼吸得到加深，肺活量得以擴大，血液循環得以加速，使更多的氧氣輸入到大腦中。

而在下雨的時候，雨前殘陽的照射和細雨初降時會產生大量的負離子，負離子素有「空氣維生素」的美譽，它可以令人安神逸志，心曠神怡，還有助於降低血壓，消除緊張情緒，發揮鎮靜、鎮痛和止咳作用，此時去散步，對人體的健康更加有益。

另外，雨中散步還可以促進新陳代謝，提高免疫力，消滅體內的細菌和病毒，增強肌體對外界環境變化的適應能力。而且，細雨還可以充當按摩浴，它可以對你的頭、臉、皮膚等進行按摩，進而使你神清氣爽，疲勞頓失，愁煩俱除。

王小姐年過35，卻依舊身姿窈窕，美豔動人，她的美麗健康祕訣就是雨中散步，而這一祕訣則是她的一個注重養生的朋友介紹的。

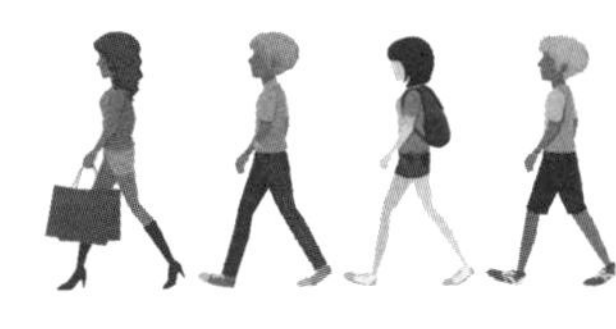

王小姐那個養生朋友說，在靡靡細雨中散步時做幾個深呼吸，你立刻會覺得神清氣爽，因為此時大腦的含氧量是平常的好幾倍，散步時間越長，腦含量越高，患老年癡呆症和小腦萎縮的機率也會有所下降，在散步的過程中身體的血液氧含量也會不斷增加，於此同時心臟的氧含量也再升高，它的好處就是降低了心臟病的發病率；雨中散步還是人體皮膚補水和營養肌膚的最好方式，因空氣中瀰漫著細小的水分子顆粒，加上負氧含量很高，是皮膚抗老化、去皺紋的一次補水和營養過程，比平日裡敷面膜補水要強好幾倍。

而王小姐最喜歡的則是和自己的男朋友共持一把傘，踏著細雨，緩緩步行。此時他們會聊點過去的事，聊點開心的事，再聊點浪漫的事，聊點今後對生活的安排與設想。不知不覺一兩個小時就過去了。也就是這樣的聊天，兩人加深了彼此間的認識和瞭解，心貼得更近了。

確實，最浪漫的事莫過於和愛的人一起健康地慢慢變老，雨中散步則是非常不錯的浪漫方式。

然而，雨中散步還有許多科學知識應該瞭解，例如需要區別雨的性質、降雨的類型和時間等。特別是生活在工業城市的人更要注意。在這樣的城市除了塵埃外，還有許多煙霧、化學成分污染物混合在空氣中。前期的降雨，雨滴在降落時吸收了空氣中大量的塵埃、煙霧和各種污染物，降到地面就成為我們常見的「髒雨」。如果這時去散步，不但衣服、頭髮被染髒，還會吸入一些有害氣體。對人體健康極為不利，因此，要選擇恰當的時機。

雨中散步不僅可以呼吸到濕潤清新的空氣，發揮活動身體、解除疲勞、調神解乏的作用；還能疏通人體滯氣，調節臟腑功能，使人心曠神怡。不過，雨中散步也要注意：

1、小雨天氣最理想。這種天氣不會有雷電現象發生，空氣潮濕，氣溫適中，散步觀景其樂無窮。不過，散步的地方最好有能立即避雨的場所，因為天氣多變，若雨勢增大就糟糕了。

2、雨前10分鐘不要散步。在每次降雨前10分鐘，雨滴在降落時吸收了空氣中大量的塵埃、煙霧和各種污染物，這時候的雨是「髒雨」。若是選擇這時候散步，就會吸入一些有害氣體，對人體健康極為不利。

3、夏天散步要小心。在夏季的時候，天氣時晴時雨，有時還會出現雷雨大風、冰雹等強烈對流天氣。若外面是雷雨交加並有大風的話，則不能出去散步，以免發生雷擊傷亡事故。冰雹天氣也不應外出散步，在這種天氣裡，在室外活動會比較危險。因此，若打算在雨中散步時，則最好選擇在一場小雨天氣的中、後期，或雷雨天氣結束時。

4、散步時，身體較好的人可以不用遮雨的用具，但其他人最好是打傘或者穿雨衣、

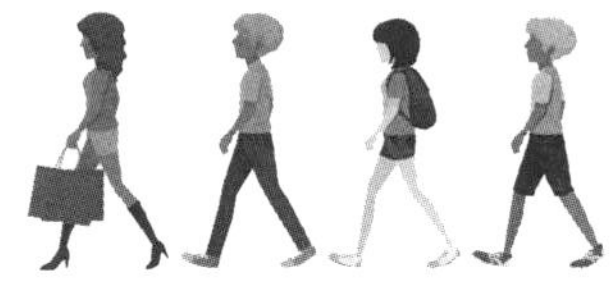

雨鞋。而且散步的時間不要超過半個小時，以免罹患感冒，就得不償失了。

想要製造浪漫的男士可以選擇邀請自己心愛的女神一起雨中散步，帶給她一份浪漫的同時，更是帶給彼此一個健康的養生方式，讓你和她一起健康到老。

健康小知識

總在一側走路

在一些路面不平的場所走路時，不要老走一邊，因為坑坑洞洞的路面會使某一側腿部受力過大，久而久之就會引起脛腓骨疲勞性骨膜炎（表現為小腿中下段骨頭疼痛）。

第5節 走路的禁區

走路健身在全世界展開之後，引發了很多國家的走路健身熱潮，越來越多的人加入「走路健身」的運動。但令人遺憾的是，由於人們在平時走路的速度、姿勢等都太過隨意，因此，真正能達到健身目的的寥寥無幾。

下面，我們來看看走路的各種錯誤走法：

1、踢走法

生活中，有的人為了不弄髒自己的褲子或鞋子，每次走路都踢著走，隨時準備踢走腳前的垃圾，時間久了就形成了一種習慣。這種習慣導致他們在走路的時候身體會不由自主地向前傾，只有腳尖踢到地面，然後就一彎膝蓋，腳跟就往上一提。

其實，這樣的習慣非常不好，因為每次走路都像走小碎步一樣，腰部很少出力，時間久了之後，不僅達不到健身的目的，反而會使整條腿變粗。

2、踮壓腳走法

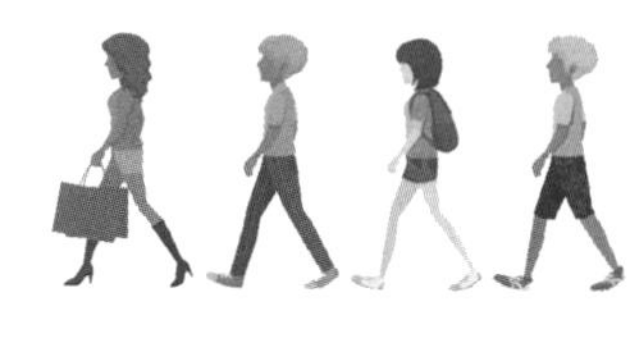

另外一些人的走路方式是這樣的，在走路時，雙腳著地的時間比提腳走路長。走路時的身體重量會全部壓在腳尖上，然後再抬起來。還有一些人為了使自己的步伐更好看、美妙，總是踮著腳尖走路，結果由於腳尖過於用力，使得膝蓋的力量全都用在腿肚上，如果這些走法形成習慣的話，就會使腿肚上的肌肉越來越發達，並出現讓人討厭的蘿蔔腿。其實，只要腳跟、腳尖交替著地就可以全面鍛鍊腿部肌肉。

3、內外八字走路法

很多人認為，日本女人走路很可愛，其實，她們的走法就是內八字走法，要知道，這種方法形成習慣的話，很容易讓自己的腿變成O型腿。

另外就是外八字，這種走路法最常見的就是電視上的黑道大哥們的走法。其實，這種走路法會使膝蓋向外，腿型變醜，時間久了的話，還會變成X型腿。

4、彎腰駝背走路法

有的人走路總喜歡上身跟著搖擺或彎腰弓背，這樣走路不但看起來不雅，會增加膝關節壓力，還會引起肩膀痠痛、腰痛、神經痛，會使臀部肌肉下垂造成肥胖等。

因此，在走路的時候，一定要保持上身的正和直，而以臀部的輕輕擺動來調節身體的平衡。

糾正方法：經常提醒自己伸直上半身、抬頭挺胸、縮小腹，或在走路時，看看自己在櫥窗倒影中的樣子，時刻保持警惕！

5、大搖大擺的走法

這種走路的姿勢一般出現在自信心比較好的人身上。他們總是在走路的時候抬頭挺胸，整個身體呈現反弓狀，行走時胸腹移動在前，雙肩移動在後。而且，他們擺臂向前的幅度很大，向後的幅度則不大，就像平時我們關門時的手臂動作。這種走路姿勢，雖然可以給人位高權重、衝勁十足的印象，卻也容易給自己造成挺肚、腰痛以及向前邁步時費力等問題。

6、上下坡的走法

我們每次在上坡的時候就會走得很快，但在下坡時，卻變得小心翼翼了，總是害怕摔倒，其實這樣是不對的。上坡是對大腿肌肉最好的鍛鍊時機，應充分拉大步幅；下坡的時候，不妨加快步伐，讓小腿肌肉更快速地收緊起來。而且，在走路時切忌用腳掌過於用力地拍打地面，這樣會導致脛骨損傷。

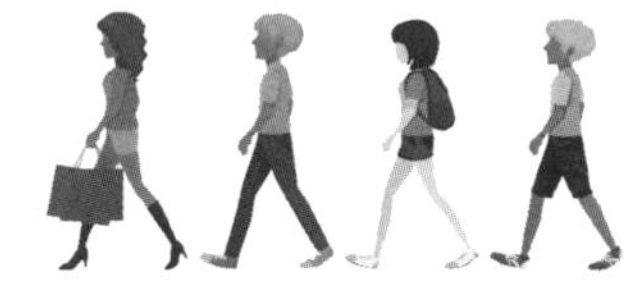

7、腳拖地走法

很多人走路的時候喜歡腳拖地，不能邁開步子。腳步拖遝，會讓人覺得不夠精神；邁不開步子也會影響健走對於腿部肌肉的鍛鍊。

8、跳躍走法

這種步態更常見於女性，足科醫生認為，這是因為她們長期穿高跟鞋造成小腿肌肉過於緊繃，腳後跟一著地面就會迅速抬起，造成小腿肌肉繃太緊，影響健康。因此，建議女士們還是少穿高跟鞋為妙。

健康小知識

這裡特別提醒，如果在走路運動時太過於注重姿勢，反而不會走了，如果沒有不良步行習慣，用自己平時最熟悉的姿勢進行鍛鍊，就可以取得不錯的效果。

第6節 走路「看」病

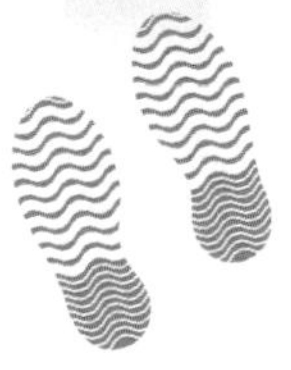

每件看似平常的事情裡面通常都包含著不平常的資訊，走路的姿勢也是如此。在我們身體的各個部位，如脊椎、髖關節等如果發生病變，都有可能發生走路姿勢的異常；而且，因為疾病的不同，使得它們表現出來的走路方式也各有不同。因此，如果我們能夠比較仔細地觀察病人的走路姿態、速度、方向及相關的表徵，那就可以幫助我們推斷疾病，幫助患者發現疾病，進而即時進行疾病治療。

美國僑報就曾報導，一個人的外貌、舉止，以及他行走、站立和坐臥的姿勢都可能會洩露人們身體的祕密。而且，他們認為人體內部的不適都可以直接從走路中表現出來：

☆雙肩前探：走路時雙肩前探，好像是在保護自己的胸、腹部，頭部略微低垂，雙手總是扣在肚子上，這是胃腸道疾病的信號，他可能患有慢性胃炎、胃潰瘍，或者十二指腸疾病。

☆變換姿勢：無論是站著還是坐著，經常不斷地變換姿勢，這是脊背部疾病的信號，

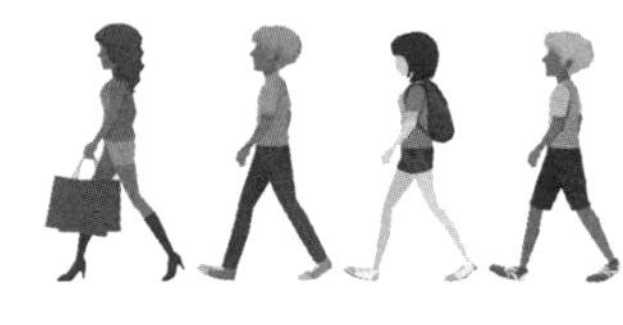

例如骨質增生或者椎間有骨刺等。

☆抬頭挺胸：走路時，抬頭挺胸，但姿勢非常的僵硬。回頭卻不是靠轉動脖子，而是把整個身子都轉過來，這表示他患有頸椎骨質增生，通常還伴有劇烈的頭痛或偏頭痛。若頭部有些側歪的話，則可能患的是頸肌炎症。

☆不能彎腰：需要彎腰時只能挺直身子，把整個身軀向前傾，這是脊椎軟骨組織受損的症狀。

☆步態猶豫：在走路時步態猶豫不決，總像在尋找某個支撐點似的，很有可能是由高血壓導致的頭暈引起的。

☆步伐緩慢：步伐緩慢、雙肩和頭部低垂是深度抑鬱症的信號。

☆頭部微顫：每次在走路時，頭部都有輕微的顫抖，這說明有腦血管粥狀動脈硬化或者神經疾病。手部顫動則很可能患有毛細血管疾病。

☆身體傾斜：走路時身體向一側傾斜是腎或膀胱疾病的徵兆。

☆小心翼翼：走路時小心翼翼，總怕撞到什麼東西，雙手則緊貼著身體，說明患有某種慢性疾病，而且伴有疼痛。

而同樣的，有一些患者在走路時的姿勢也可以讓我們瞭解他的病況，下面就列出幾種病症表現出來的症狀：

☆帕金森氏病：又稱震顫麻痺。在初期時，患者走路偏慢，雙手無法自然擺動，而隨著疾病的加重，有的患者會越走越快，甚至向前衝去；很多患者經常都控制不住自己的身體，時常會出現向後倒退，直到碰到牆壁或跌倒才停下來的情況，這些都是老人大腦中心部位神經細胞老化的結果。在這種時候，就需要神經科的醫師給予補充相對的藥品，讓細胞變得「年輕」一點，緩解症狀。千萬要注意的是，不要把它誤認為是「輕中風」。

☆腳跟骨痛：有很多年齡較大的病人，每次在用後腳跟著地的時候，都會痛得厲害，使得走路一跳一跳的。有的患者前腳趾也痛。其實，這種情況就是骨質疏鬆、韌帶鈣化、骨面棘狀小突或炎症引起的，有些骨科開藥可治，有的能自行症狀緩解。

☆股骨骨折：有些人在跌倒或摔傷之後，只是覺得自己走路有些「異樣」，沒有別的其他症狀，就覺得情況不太嚴重，沒有即時到骨科診治。其實，有時候在檢查時，才會發現，這隻腳比另一隻腳短了一些，在平躺的時候，患腳還會往外翻。因此，遇到這種情況，應趕快到醫院就醫檢查。

☆急性風濕性膝關節炎：患者的膝部有紅、腫、熱等症狀，有時候會出現低燒，在走路時會出現一跳一跳的疼痛。對於這種症狀，屬於急性風濕性膝關節炎，應到內科就診。

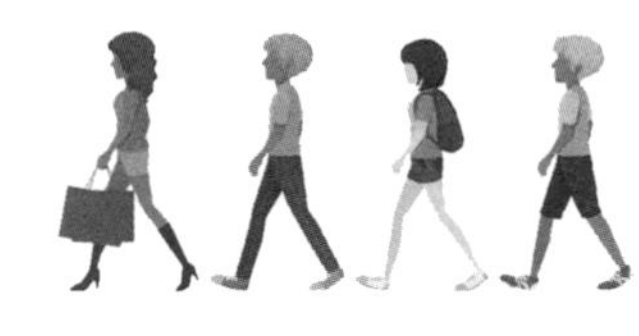

☆中風後遺症：在中風以後的4個月中，患者中風那側的腳在走路時會像在畫圈圈一樣，其同側的手與肩，也會一次一次的上提。而且，病人的鞋子前部底面磨損最多。腦出血的中風比腦缺血的中風，其畫圈圈的姿勢更明顯。

☆類風濕性關節炎：對於類風濕性關節炎患者，有的人先是脊椎發炎，然後四肢各關節也發炎，有的則相反。久而久之，「人變硬了」，走路時，腰、背、手、腳像被黏住一樣，頸不能轉動，多數向前彎下去，有時要藉助一根枴杖才能走好，步伐小而慢。這種情況應即時到內科診治。

☆腓神經炎：此類患者的步姿有些像公雞走路的樣子，病患側腳抬得很高，足部下垂，上身略為左右搖擺。如果這是因為腓骨骨折後而引起的話，則應即時到骨科就診。

☆小腦病變：此類患者在走路時總是像喝醉了似的搖搖晃晃，急性小腦病變多數是精神病吃錯了藥，或是喝酒過量引起；慢性小腦病變則多是先天小腦發育不良或老年小腦退化所致。

☆急性腰椎間盤突出：此類病人經常弓著腰、側著腰，呻吟著，有時需人攙扶。站立時健康的側腳「立正」著，病側的腳則擺著「稍息」的姿勢等等。

健康小知識

美國匹茲堡大學的研究者綜合9項研究做出總結：走路速度的快慢可以很好地預測壽命長短，在75歲以上人群中相對更準確。一般人的走路速度是每秒鐘0.9公尺，那些走路速度低於每秒鐘0.6公尺的人死亡的可能性會增加，而那些走路速度超過每秒鐘1公尺的人壽命較長。

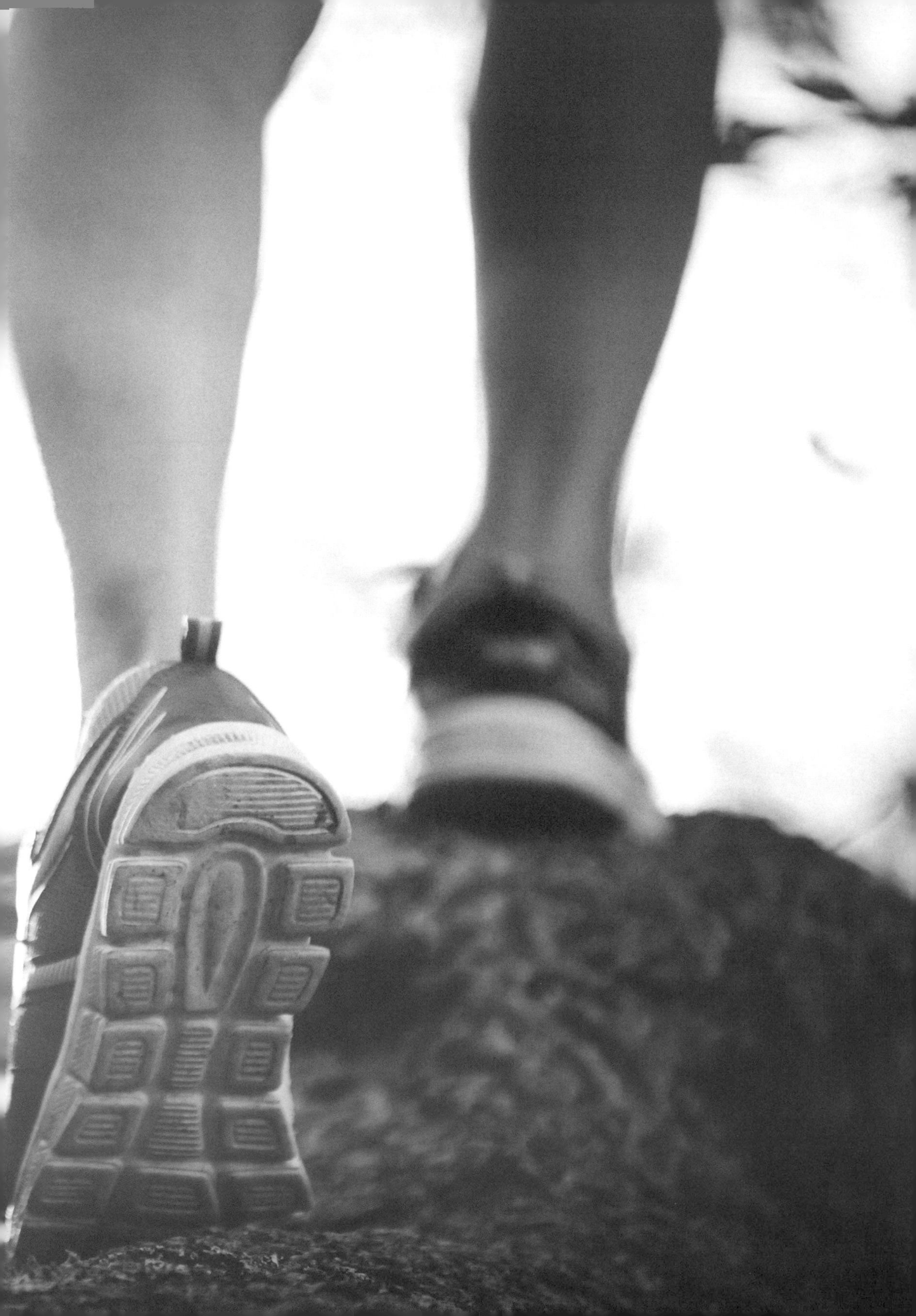

第二章

走「掉」中風後遺症

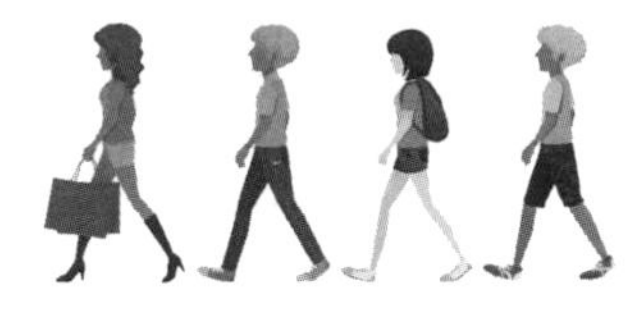

腦中風一直是中老年人的頭號殺手，因其起病急，變化快且多，因此成為了讓人聞之色變的疾病之一。

中風多發生於中年以後，尤以老年人為多，不過，在近20年的資料中顯示，中風的發病年齡有提早的趨勢，30～40歲發病的人也不少，甚至還有更年輕者，但仍以50～70歲年齡層的發病率最高，佔發病人數的60％以上。

如今的研究顯示，遵照一定的方式，堅持長期的走路鍛鍊，就可以降低中風的危險，保持腦血管健康。

第1節 步行挽救中風

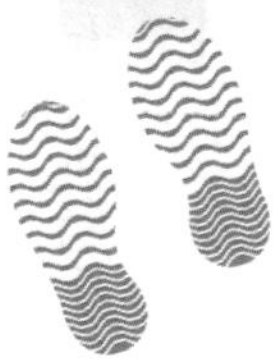

腦中風，又稱為腦卒中，是急性腦血管疾病或腦血管意外的俗稱。中風是由腦部血液循環系統的破裂或閉塞而引起的局部血液循環障礙，導致腦部神經功能障礙的病症，氣候變化、情緒激動、過度疾勞、用力過猛、飲食不當及體位變化等均可誘發中風。

中風具有神志障礙、半身不遂、偏身麻木、口眼歪斜、語言蹇澀等特定的臨床表現。患者舌質多黯，有瘀點、瘀斑，輕者可僅見暈眩、偏身麻木、口眼歪斜、半身不遂等症狀。

中風患者多為老年人，大多因腦溢血、腦血栓形成等腦血管疾病引起，死亡率較高。中風的後遺症並非不治之症，除了採用推拿、藥物治療及針灸等綜合措施外，還可進行適當的走路鍛鍊。

走路有助於心臟的健康是早已經研究證明的了，但走路與中風的關係還一直未曾為人所瞭解。但現在有研究人員報導說，運動能像降低心臟病發生那樣降低中風的發生。

在《美國醫學會雜誌》（The Journal of the American Medical Association）上登載了哈佛

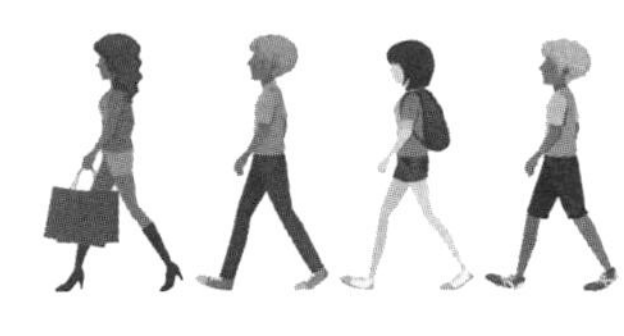

公共衛生學院營養系的副教授Frank B. Hu的研究報告。他們針對72000餘名年齡在40～65歲的女性，根據每週運動所消耗的卡路里把她們分成5組，經過長達8年的研究，他們發現，即使在考慮了吸菸、高血壓和其他因素之後，增加走路與中風危險降低之間仍有著明顯的關聯。也就是說，隨著女性運動量的增加，她們中風的危險也降低了一半。

Hu博士說，這是說明走路能降低中風的危險最有力的證據。不過要注意的是，這裡說的走路不是跑步或快步走，因為那些都過於劇烈，不太適合中老年人，而選擇中速走路才是有效降低中風危險的方法，其中最重要的是保持總能量的消耗。

因此，波士頓的研究人員指出：「規律的中等強度的走路運動能降低女性中風的危險。即使在晚年才開始運動也能降低中風危險。」

另外，國外醫學界一項新的研究已證明，在日常生活中，積極進行走步鍛鍊的男士中風危險低。

根據《內科學年鑒》發表的文章指出，肺功能差會增加中風危險，但40歲以後的男人如果能經常進行體能活動則可預防中風。

冰島學者在近10年研究中發現，如果40歲以後的男人能夠積極進行走路鍛鍊，那麼則會比那些不經常運動的同年齡人降低30％中風危險率；在肺功能的試驗中，肺功能差的男人發生的中風危險率要比肺功能最好的男人高出30%，而其中缺血性中風是最常見的中風類型，當動脈病變影響到腦的血液供應時就會發生。

專家表示：若一天內步行30到60分鐘，並每週持續5天，就可以把中風的危險減少一半。因此，我們不妨捨棄捷徑，重新選擇一條路線，每天步行回家，多走一點路，就會少掉很多中風的危險。

由此可見，如果能夠持續走步鍛鍊，不僅能夠強身健體，而且對中風也有很好的抑制作用。

健康小知識

走路前的平衡自測法

靜態脈搏自測法：在安靜狀態下，測量一分鐘脈搏跳動次數。

說明：安靜狀態下，每分鐘脈搏數在60～85之間屬正常。

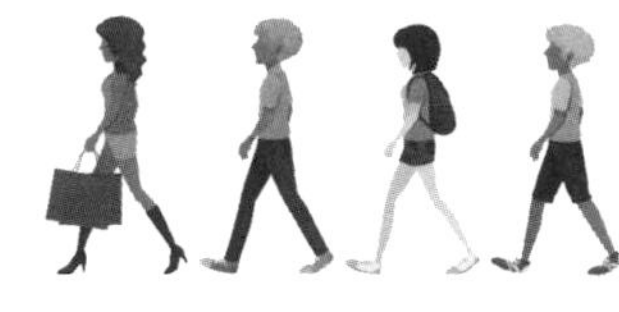

第2節
快速走路遠離腦中風

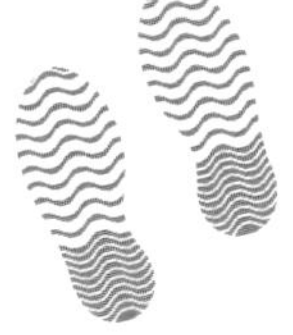

中風是中醫學對急性腦血管疾病的統稱。由於發病率高、死亡率高、致殘率高、復發率高以及併發症多的特點，所以醫學界把它同冠心病、癌症並列為威脅人類健康的三大疾病之一。

腦中風者沒有什麼前驅徵兆，只要一中風，病情就會相當嚴重，好比車胎爆破一般，所以預防工作需在病發之前就要及早注意。

生活中我們經常會出現一些狀況，比如四肢發軟，看東西也是模模糊糊等等，這些其實都是腦中風的症狀，只是我們不清楚而已，下面我們就來看看怎麼檢查是否是腦中風？

1、**四肢麻木：**當你常常感到四肢麻木，或四肢出現乏力，站立不穩，此時要提高警惕，這很可能是腦中風的前兆，特別是老年人更要引起重視。

2、**視力障礙：**眼睛突然視力下降、發黑、看不清東西，甚至暫時性失明（通常數十秒就會恢復正常），這是因為腦缺血引起視網膜缺血所致。

3、神志模糊：這一點主要體現在記憶力下降、突然忘記想要說或做的事、呼吸困難、打呼，甚至是深度昏迷。

4、頭暈：頭暈是腦中風的典型前兆，患者會反覆出現短暫的眩暈，感覺整個世界都在旋轉，通常會維持數秒至幾分鐘，這很有可能是短暫性腦缺血。

5、走路不穩：在腦中風發病前，由於腦血管硬化，將會導致腦缺血，會引起運動神經失靈，因此患者朋友常有走路不穩的現象，甚至常常摔倒。

6、語言障礙：因為腦部供血不足，會導致人體各個神經錯亂，其中一個特點便是語言障礙。患者常會有咬字不清的症狀，甚至說不出話來，最長可維持24小時之久。

以上6點現象都是腦中風前兆，如果我們或家人身上出現這些現象，一定要及時到醫院接受治療。這裡需要特別提醒的是：中風不是老年人的專利，兒童也會中風！由於飲食習慣的改變，中風的年齡層也日趨下滑，爸爸媽媽應多注意孩子的吃飯習慣，避免日後成疾。而先天性腦部構造異常（或血管異常）的孩子，爸爸媽媽要特別注意孩子是否經常出現頭暈、眼睛視力模糊現象，這些是血管瘤的先兆，當心突然爆發腦出血。

另外，腦中風好發於高血壓、肥胖、膽固醇過高、糖尿病、愛吸菸、生活緊張及家族中有心臟血管疾病的病史者。特別是高血壓與許多慢性病關係密切，尤其是腦中風，更是

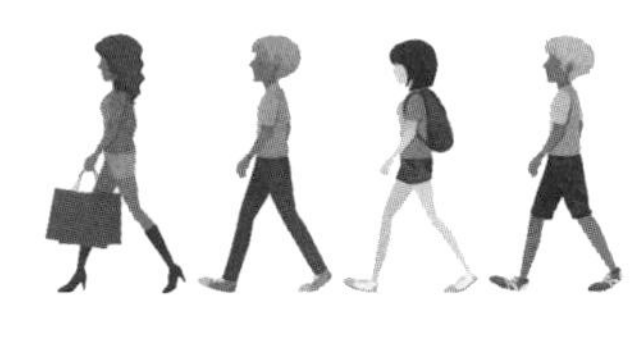

許多中老年人的頭號殺手。確實，隨著年齡的增加，血壓值也會相對地提升，一般而言，男性比女性高。雖然高血壓不容易治癒，但卻是可以控制。平日生活裡，除了作息正常，不要暴飲暴食或吃得太過油膩、太鹹，多做溫和的運動，特別是快步走，可以很好地控制血壓。此外，多項權威研究發現，堅持每天快走，能有效對抗糖尿病、減少中風、預防老年癡呆等。

美國匹茲堡大學研究人員揭示出行走速度是壽命長短的「預警器」：走路快的人更長壽。有專家分析說，快步走，對促進心血管系統的活力、提高呼吸肌功能、降低血液中膽固醇含量、避免高血壓的發生本身就有良好作用。而走路速度和身體機能相輔相成。走得快的人，心臟、肌肉、骨骼等各方面機能都比常人強，平衡能力、協調能力也比較好，對疾病的抵抗能力和對意外事故的防範能力自然更佳。長期有規律地快走，能提高人體各方面生理機能，如減緩老年人的血管老化，讓他們顯得更年輕。可以說，快步走年輕你的血管，讓你遠離腦中風。

那麼，快步行走具體的好處有哪些呢？

1、**促進血液循環**，快步行走規範心跳頻率，使心腦及時獲取充足的血氧，控制高血壓、心絞痛的發生。世界衛生組織總幹事格羅·哈萊姆·布倫特蘭認為，行走是預防心血管疾病最簡便易行的方法。

2、調整血脂，快步行走可減少血液中有害的甘油（油食品）三酯水準，提升有益的高密度脂蛋白水準，對防治冠心病、心絞痛大有裨益。

3、增強神經系統功能，快步行走可增進神經系統的快速反應和協調功能。

4、改善呼吸，快步走的時候，透過「吐故納新」可防治肺部疾患。

5、增強胰島素功能，分泌足夠的胰島素，對防治Ⅱ型糖尿病（糖尿病食品）功能顯著。

6、防治尿石症，微小的結石可透過快步行走，隨尿液排出。

因此，想要鍛鍊其實不用花太多的心思，每天堅持快步行走就能夠有效地達到鍛鍊的效果。其他運動，比如爬山，它不適合膝關節差的人，也不鼓勵老年人做此項活動，還是快速走路的方法較佳。

對年輕人來說，一般7至10分鐘走1公里，步幅在0.75公尺左右；但到了四、五十歲，走1公里大概就需要10分鐘以上了。因此老年人儘管步履蹣跚，但還應盡量把步子放快一點。

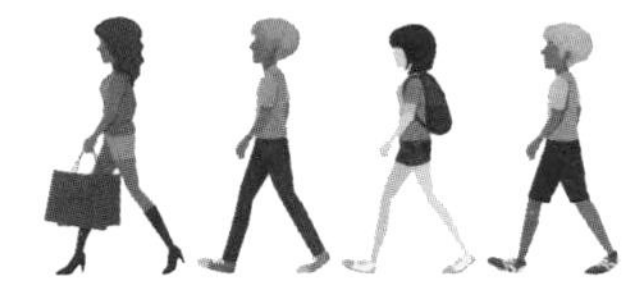

健康小知識

為了方便你鍛鍊，針對步行速度給出一個參考標準：每分鐘慢速70～90步，中速90～120步，快速超過140步。進行快步走的時候，應走得稍快一些，每分鐘大致走60～80公尺，每天步行半小時至1小時。同時要注意脈搏變化，40歲以下不超過140次／分，中老年不超過120～130次／分，還應選擇無污染環境，充分甩開雙臂有助於加強鍛鍊。

第3節 中風後遺症的步行鍛鍊法

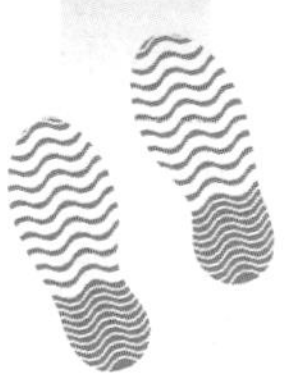

每天早晨，在公園裡都會見到一位老太太和一個保姆攙扶著一位老人在那裡鍛鍊走路。

原來，張先生在幾年前中風，雖然經過醫院搶救脫離了危險，卻留下了後遺症，只能坐在輪椅上，每次見到社區的老人們每天都到附近的公園裡去運動，他都羨慕不已。老太太當然瞭解老伴的心思，於是她把輪椅推到公園裡，攙扶著他練習走路。

剛開始的時候，老人只能走上幾步，而且每次還必須依靠老太太的力量。但是，在持之以恆的堅持鍛鍊了一段時間之後，張先生開始可以依靠自己的力量走上幾步了。於是他又來到了樓梯處開始訓練上、下樓梯。另外，他還特地在一棟辦公大樓入口處的大玻璃門前練習，這樣便可以清晰地看到自己的姿勢是否正確，健、患兩側對照著練，就能即時糾正不良姿勢。運動時旁邊有跳舞的人們，他也會跟隨他們踏著輕鬆的音樂節拍，持續按節奏踏步及走平步，這都是很好的鍛鍊。有了一定的基礎後，再試著訓練倒行、側行，步幅

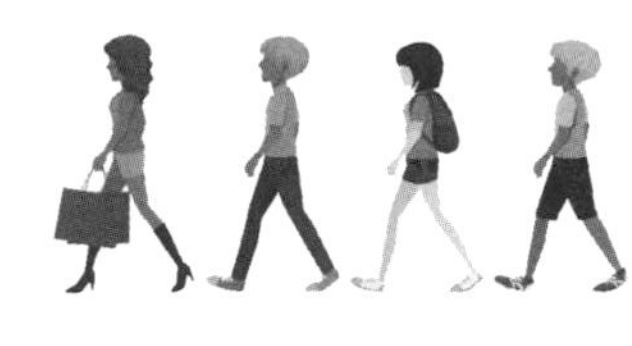

由小到大，步頻放慢，站穩第一步後再邁出第二步。就在這種強調「質」，而不是光注重「量」的練習中，張先生可以獨自走路了。剛開始，他每次只能走出200多公尺，現在他可以每天上午走2000公尺，下午走2000公尺。

幾年來，在遵照醫生服藥及回診的同時，張先生還堅持這種步行鍛鍊，如今他已經行動自如了。負責他的主治醫師說，步行鍛鍊非常適合病後初癒的老年人。從中醫上而言，雙腳有眾多經絡和穴位，並與人體五臟六腑緊密相連。步行鍛鍊等於不斷刺激腳底穴位，產生按摩人體臟腑的作用，能舒筋通絡，活血順氣，強身健體。

中風病人在度過危險期之後，就進入了康復鍛鍊階段。這時候，病人的鍛鍊方式主要以按摩、由別人攙扶著走路為主。

剛開始時，家人要對其癱瘓肢體進行按摩，預防肌肉萎縮，對大小關節做屈伸膝、屈伸肘、彎伸手指等被動運動，避免關節僵硬。稍能活動的病人可在他人攙扶下坐在椅子上做提腿、伸膝和扶物站立等活動，以防止心血管機能退化。

之後可以再做些適當的站立，並逐漸邁開腳步走路。這時候，可以夾雜一些上肢鍛鍊。在這個階段基本鞏固後，就可以經常做些扶物站立，身體向左右兩側活動、下蹲等訓練；另外，就是在原地踏步，輪流抬起兩腿，扶住桌邊、床邊等向左右側方移動步行，一手扶人一手持枴杖向前步行。

中風病人在進行走路鍛鍊時，要先進行關節訓練，緩慢地抬起一隻腳，輕輕地邁出一步，在這個極其緩慢的動作過程中，感受腳是怎樣運動的，從腳跟到腳趾尖是怎樣的一種感覺，各個關節（腳趾、腳踝、膝蓋、胯部、肩部和頸部）的感覺有什麼不同？這個練習可以幫助你開發平時從未關注過的動作喚起部位，讓它們變得靈活、柔韌。

在走路時，患者不要總是低頭看著患側，而應抬頭挺胸，直視前方。如果患者恢復了日常生活自理能力之後，走路就要將腿抬高，做跨步狀態，並逐漸進行跨門檻、上下樓梯等運動。

對老年人和中風的患者來說，在選擇鍛鍊項目時，一定要根據自身狀況決定。像中風康復者、高血壓、糖尿病患者等，都應以步行為主，鍛鍊時要注意把握分寸；血糖低時不要進行運動，缺鈣的人建議在陽光下運動，能增強維生素D的合成，以促進鈣的吸收；冬天鍛鍊還要注意保暖；老年人最好等到陽光充足時再到室外鍛鍊。

另外，中風患者在步行訓練的時候，最容易出現的一些錯誤有：

1、**認為鍛鍊越多越好。**其實過多的鍛鍊易損傷關節肌肉，會引起肩痛等。

2、**過早步行訓練。**步行訓練應按坐→站→步行進行，早期靠人扶著走會產生膝反張，

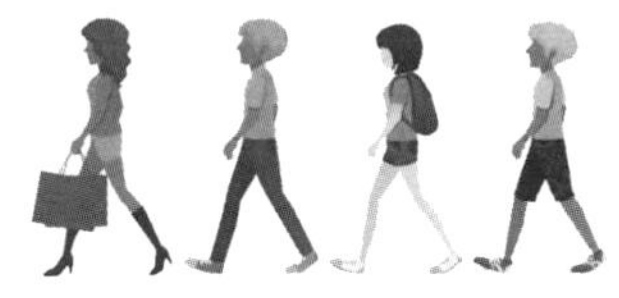

而膝反張是比較難糾正的。

3、用肌力訓練代替控制訓練。如果只訓練拉力、握力，會產生上肢像挽菜籃子，下肢畫圈踮腳走路的樣子，而這些本來都可以克服。

事實證明，老人中風後還有機會走路，只要家人照顧得好，再配合藥物或物理治療，病人一定能重新站起來。

健康小知識

走路搖晃

有的人走路時總是左右搖晃，這主要是因為穿了不合腳的鞋，或穿了太高的高跟鞋，這樣容易使人走路不穩、搖搖晃晃，長久下來會對腰、背、腿、膝等處造成很大的負擔。

糾正方法：走路時別穿高跟鞋；還要神情穩定，別東張西望。

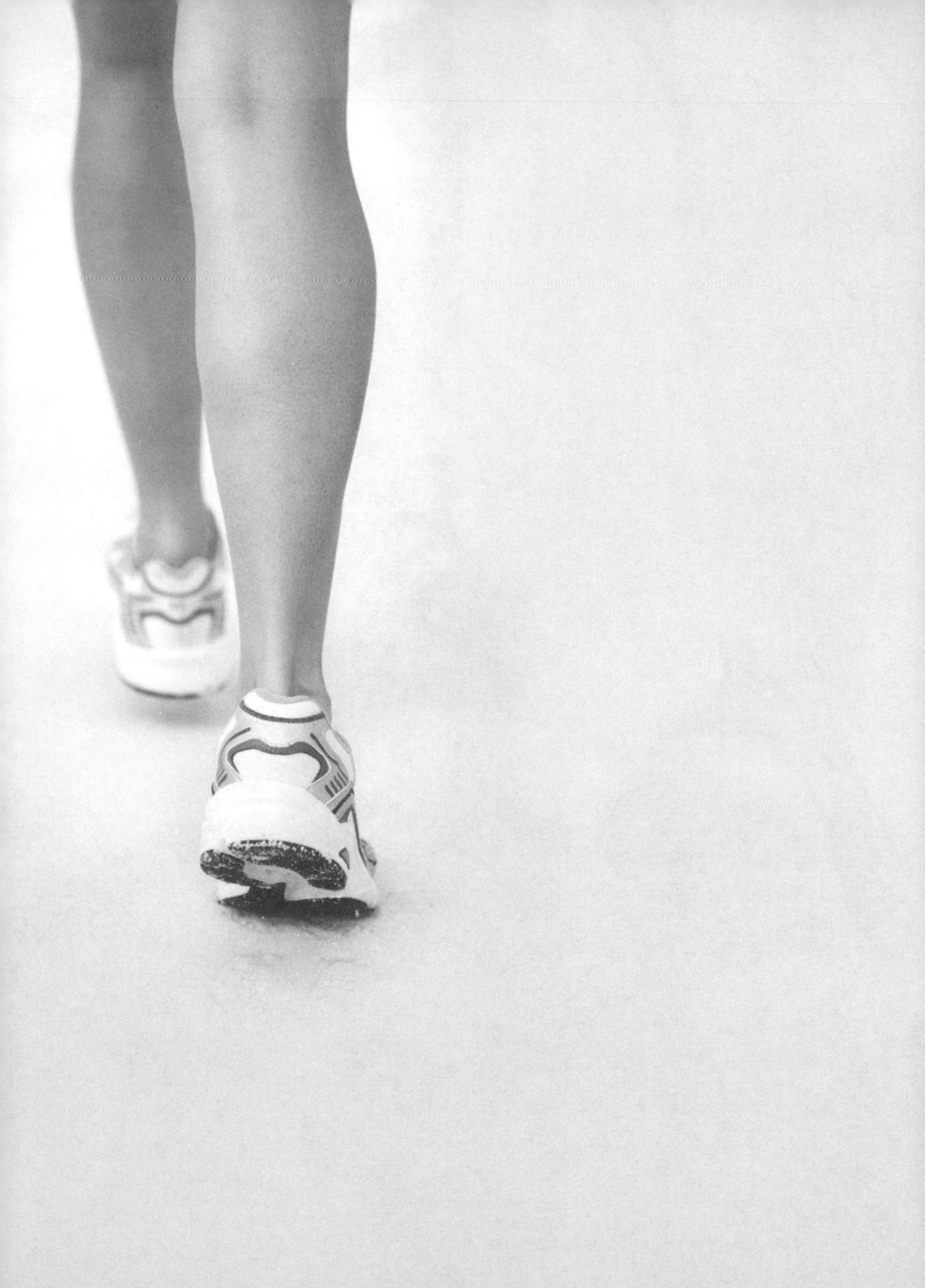

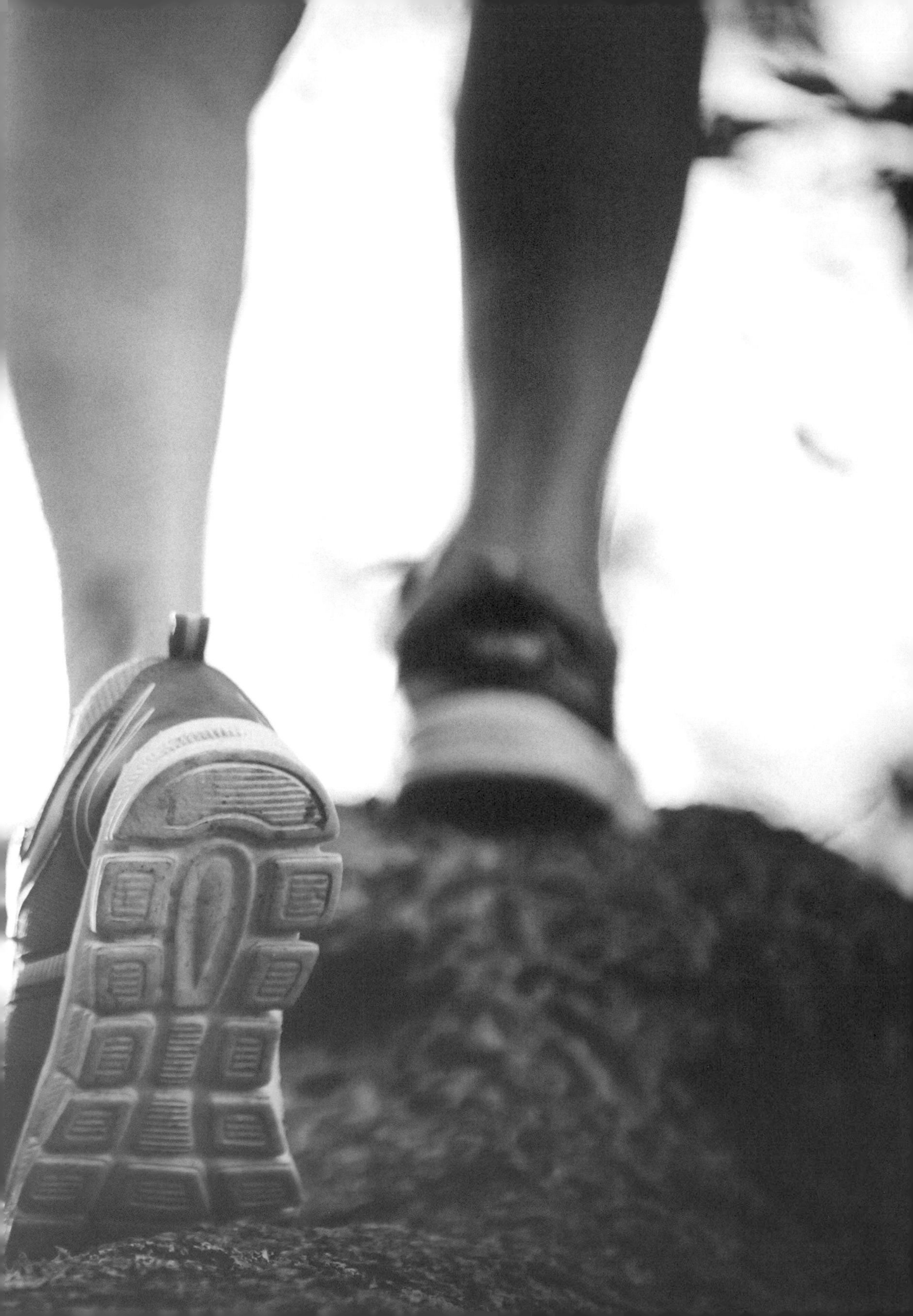

第三章

走出健康的心臟

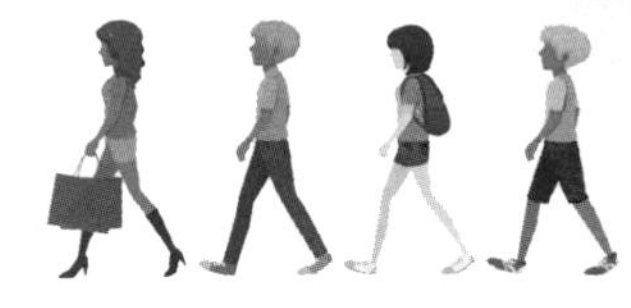

美國對將近四萬名女性進行調查發現：走路，即使是在一個小圈子裡來回走動，也可以減少罹患心臟病的危險。另外，研究者還發現，女性如果每週走路的時間超過一個小時，可以減少罹患心臟病機率的14％；每週走路的時間為1～1.5個小時，每個小時至少走1公里者，則可以減少51％。

第1節 捍衛心臟「走」為先

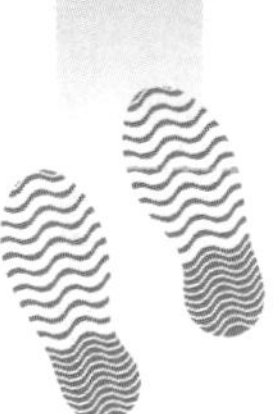

心臟病是世界上死亡率最高的疾病之一，而且，心臟病死亡率佔臺灣死亡率的第三位。有許多專家研究顯示，每天持續快走至少30分鐘，能夠有效降低心臟病的致病率及死亡率，因此世界衛生組織將9月24日訂為「世界心臟日」，並且還提倡「走路有益心臟」的活動。

科學家曾做過一個實驗，讓100隻猴子吃飽，但不允許牠們活動，另外100隻猴子只吃七、八分飽，定量供應，但強迫牠們進行身體鍛鍊。結果，任由牠吃飽的猴子過一段時間死了50隻，另外只吃七、八分飽的猴子長得既苗條又健康，還很少生病，10年下來才死12隻。

美國有一項相關研究，找了2678名71至93歲的老年人，分成三組，每天各走少於0.4公里、0.4至2.4公里、多於2.4公里的路程，結果發現，二至四年內發生心臟病的分別是5％、4.4％、2.6％。臺大醫院心臟內科醫師林俊解釋道：「這其中的原因主要是可降低交感神經分泌，而交感神經是目前已知與心臟病產生有關的因素之一。」另外，臺北市立忠孝醫院副院長柯景塘也對此進行了進一步的解釋，他說：「除了慢性病，對那些身體健康的人們

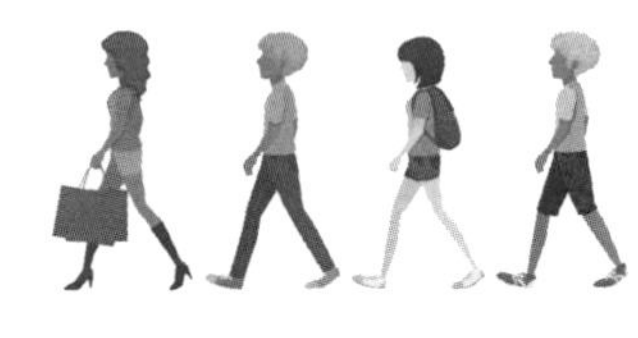

來說，如果多進行走步運動，對心臟來說也有很大好處。因為一般人平時大多只會用到約五分之一的微血管，但運動則可以增加五至七倍，這樣一來，就會非常有效地促進心臟代謝與循環。」同時，他還表示，美國在20世紀60年代的時候，已經開始了走步運動的風潮，其影響非常之大，以致於近幾任美國總統全都以快步走來健身，而且，布希總統也為自己制訂了一系列的走步計畫，他每週必須進行三次7～10公里的慢跑，即使在下雪的冬天也從不例外。因此，他們號召廣大市民，讓他們前來參加並持續進行「走路有益心臟」的活動。

其實，無論是人或動物，運動對保持心臟健康都極其重要。可以說心臟是人體健康狀況最敏感的晴雨錶，也是決定延年益壽的重要器官。生理學家研究認為：經常運動的人，心血管功能強，心跳緩慢有力，心臟輸出量大，因此較少得心臟病。而實踐證明，中老年人的護心運動，以步行最適宜。研究顯示，每週跑步1個小時或更長時間可使罹患心臟病的風險降低 42％；每天做走步運動30分鐘，可使罹患心臟病的風險降低18％，可使中風的風險降低11％。

荷蘭科學家佛朗哥博士對過去46年中 5200 名居民的健康狀況進行了追蹤調查，從中選取50歲以上人群，並按照運動量的多寡劃分為低、中、高三個層次。最後的研究結果顯示，鍛鍊可以使人類壽命延長3年，從50歲開始進行中度鍛鍊的人比低度鍛鍊者可望多活1.3年，其中1.1年將不會得心臟病。另外，劃入高度鍛鍊的人群可望多活3.5年，其中3.2年可以免受心血管疾病的困擾。

另外，哈佛大學研究人員也曾針對1500位擁有大學學歷的女性進行調查，這些在1962年畢業的中年女士，在1993年共有181位罹患心臟病。研究發現，以激烈運動為主要健身之道的女性們，保健功效反而不如每天走路的人。每週能夠走六英哩（約10公里）以上，會比每週走路不到2.4英哩（約4公里）的人少1/3的罹患心臟病風險。

健康小知識

普通散步適合冠心病、高血壓、腦中風後遺症或呼吸系統疾病、中重型關節炎的老年患者。在步行的時候，手臂應保持直角彎曲狀態，視線要保持在行走路程前進方向約4～5公尺的點上。另外，最好的步行頻率是每週3次，每次45分鐘。

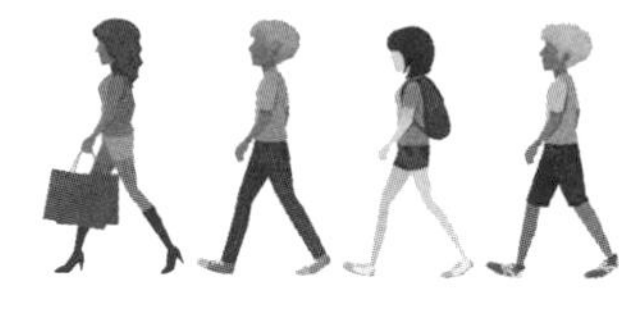

第2節 走路護心祕笈

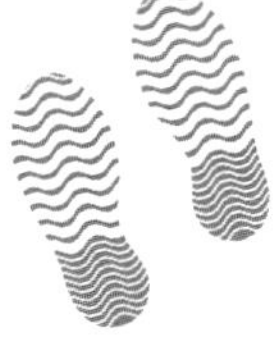

相信大家對猝死並不陌生，我們經常可以在各種媒體上看見這樣的報導「24歲男白領公車站暈倒猝死」、「電臺女主播在高壓力下猝死」，而不少明星也都是猝死，其中，很多人的猝死都是由於心臟疾病引起的。

心臟性猝死，這種猝死最為多見，主要成因是冠心病、心臟衰竭和遺傳性心臟病，而患者病發時會心律不正，心臟突然跳得過快、收縮過速，而導致輸出血液不足，令腦部和其他身體器官缺氧，心臟同時因停頓而死亡。多發生於起病後1小時以內，有的甚至僅數分鐘，主要與嚴重心律失常有關。其中冠心病最為多見。

當然任何疾病都有其發生的原因，猝死也不例外，因此保持良好的生活方式，保護好自己的心臟，提前預防很關鍵。隨著現在生活方式的改變，讓很多人的生活都存在著潛在的危險因素，比如，過度肥胖導致高血壓、高血脂；長期緊張、勞累，生活不規律，菸酒過量導致動脈粥樣硬化等等，常常會引發急性心肌梗死或猝死。所以，在日常的生活中，應該堅持健康的生活方式，合理膳食，避免過度緊張、勞累，不吸菸、少喝酒等等，而適量運動則是保護心臟效果最為顯著的預防舉措之一。

但是有很多運動方式如：拉力器、啞鈴、槓鈴、仰臥起坐、俯地挺身等，雖然能把肌肉鍛鍊得很發達，但卻改善不了心臟的狀況，對心臟來說並沒有什麼好的效果。而那些短時間、劇烈的運動，尤其是對那些從來沒有鍛鍊過的人來說是有危害的。我們所說的加強運動，增強身體素質，改善心臟病的發病危險，一定要掌握一個尺度，循序漸進。比較合適的運動，應該是跑步、快步走、騎自行車、游泳、打球、跳舞和健身操等運動方式。其中，走路堪稱是「最佳護心祕笈」。

臺灣心臟學會理事長曾淵如表示，走路不僅可以瘦身減肥，而且還可以降低心臟病相關的危險因素，減少心血管疾病及其導致死亡的危險性，以時速6至8公里走30至45分鐘，每星期3至5次，是最方便、經濟的心臟保健法。

那麼，走路護心具體該怎麼走呢？

1、對於那些剛開始沒有習慣走步運動的人們，要從生活中逐漸學會並適應走步運動，而且，在進行走步運動的時候，不要一下子像跑步那樣走得太快，而且，在走路前後要各喝一杯水，另外，晚上的走步運動還要在吃完飯30分鐘之後進行，而不要剛吃完飯就開始

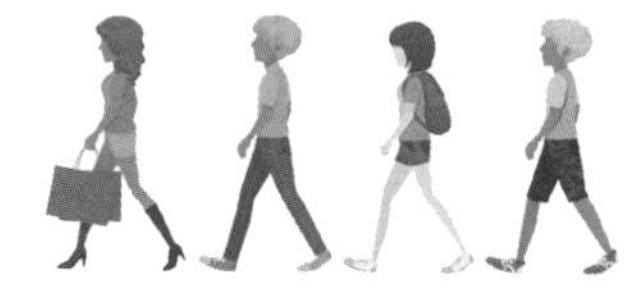

運動。

2、對於那些本身已有心臟病或其他疾病的患者，在進行走步運動前，必須先跟自己的主治醫師討論一下，看自己是否適合走路運動，如果在走步運動的途中有胸痛、暈眩、噁心等症狀，必須立刻停止，並馬上找醫師檢查。

3、在進行運動鍛鍊的時候，一定要以身體感覺到很舒服，沒有不適為前提，而不能按照具體規定走多少公尺為主，對於這一點，無論有沒有心臟病都必須符合這個條件。這個合適的標準可以以運動停下來以後，十分鐘之內心跳要回到運動之前的基礎水準為準，這就表示這一次運動的量是合適的。

以上都是關於走路護心的方法和注意要點，這類疾病透過走路來進行調理並沒有具體的姿勢規範，只要合理的運動量，並能夠堅持下去就可以了。

健康小知識

走路時膝蓋朝外

用這種姿勢走路，容易使人疲倦、腰痛、肚子向前凸出。腳型呈X型腿的人，因鞋底外側容易磨損，便容易在走路時，出現膝蓋朝外的姿勢。

糾正方法：每天進行雙腳併攏站立、臀部上抬、膝和大腿緊縮，然後雙腿緊貼等動作，每次20分鐘。

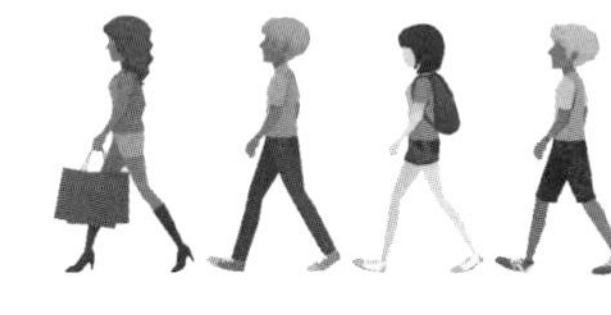

第3節 延年益壽有妙方

中國浙江有位老壽星是一位普通的老中醫，說他普通，其實又不普通，他屢屢被評為省、市「健康老人」，到他家拜訪的人絡繹不絕。原來，這位老人已經超過104歲高齡了，但是他的身體還非常的硬朗，耳眼如常，走路腳步穩健，思維清晰，還能夠為病人診脈看病。

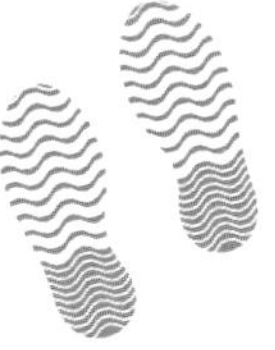

其實，老先生的身體並不是一直都很好。小時候的他曾經是一個體弱多病，還罹患過數次重病的孩子，他甚至在51歲的時候，就為自己選好了墓地。然而，讓他沒有想到的是，由於長期按照自己的方式堅持運動，再加上精神上的舒暢、平和，使得他的身體越來越好。

那麼，老壽星的運動方式到底是什麼呢？毫無疑問，那就是走路了。老先生說，走路是一項最有益全身的運動，不僅可以舒筋活血、補氣強骨，而且還可以陶冶情操，讓人超然脫俗。

走路這項運動，老壽星一直堅持了很久。在他年輕的時候，每次出去行醫，都盡量選擇走路，上午坐診，下午出診時也不坐車轎，總是翻山涉水，徒步前往，一天走幾十公里是非常平常的事情。

到醫院上班之後，不用出診，他也總是利用早晚走路，休息時走得更多。在他退休後，擁有了更多的時間可以從容走路，於是他每天最少走1～2個小時，而且在吃飯後他還一定會緩步半小時，以行走助眠。

每次走路，他都胸背筆挺、雙手輕擺，步伐不大但頻率很快，一直走到微微出汗後，再緩步前行。就這樣，他走遍了縣城周圍的山山水水，甚至有一次，他還徒步走了15公里去郊外的湖邊遊玩。

年復一年，日復一日，老人家就這樣在自己的腳步中增強了體質，也達到了健康長壽的目的。他高興地說：「我在這太平盛世裡，還要多享受21世紀的好時光哩！」

據美國期刊雜誌《內科學》上的兩項研究顯示，經常運動的人可以增加3年的壽命，只要每天都能夠持續30分鐘的走路運動，那麼，他們的心臟也會收益頗多。

荷蘭某醫學研究中心曾對美國波士頓郊區居民的心臟健康情況進行了長達40年的記錄。研究人員把4121名被調查者分成3組，根據他們的運動量分為：低水準組、中等水準組和高水準組，並記錄他們的耗氧量。研究發現，中等運動量組比低運動量組的人平均壽

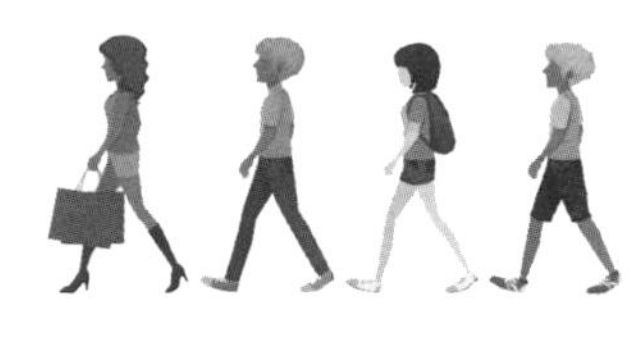

命長1年半；高運動量組則比低運動量組多活3年半，而且，在生命的最後幾年裡，高運動量組的人也極少罹患心臟病。

美國佛羅里達大學首席調查員邁克爾．派瑞也對外聲明，每次走30分鐘，每週走5天甚至更多的人，心臟功能更棒。他說，即使每週只有三、四天用這種方式健身，效果也非常顯著。因此，身為醫生，應該考慮給病人開些運動處方，讓他們每週都有適當的運動，這將對病情大有好處。

前蘇聯的米庫林院士還曾經提出過一個「土地接觸法」。他說：地球帶有大量的負電荷，而地球周圍有一個電離層，它由正離子組成。在地球和電離層之間存在電場，一切生物都適應了這個環境。但是，現代化的生活卻使人類脫離了負電荷，在我們的身體裡累積了過多的正電荷，這就很容易讓人生病。

現在，米庫林的理論已經得到了更進一步的證實。從物理學的角度看，人堪稱是一座真正的發電站，細胞就是無數台發電機，它不斷產生著電能，如果處在一個封閉的環境中的話，電能就無法釋放，它便以靜電的方式積存下來，而身體內儲存過多的靜電對人並沒有好處。

消除身體內的靜電有一個非常簡單的方法，那就是直接接觸地面，這樣就可以消除多餘的電能了。在過去漫長的日子裡，我們的祖先都是赤腳走路的，和地面的直接接觸使他們消除了體內的靜電，擁有了健康、強壯的體魄，而現代人穿上了鞋，隔離了與大地的關係，破壞了人體電能的平衡，所以才會感到腿腳痠痛。

人從45歲以後，腿部肌肉數量開始減少，質地逐漸疏鬆，彈性韌性降低。防止腿部老化的良方正是多運動、多走路。如果不愛動，缺少體能活動，新陳代謝就減弱，血液循環減慢，膽固醇更多地沉積在血管壁上，使心臟功能衰減，肺活量變小，胃腸蠕動變慢，消化吸收功能下降，人就越加衰老。

持續多走路、多運動，就能使大腿肌肉堅實，而大腿肌肉堅實的人，必然有一個強壯的心臟。這樣，即使年紀大些，仍可以步履穩健，行走如風，最終延年益壽。

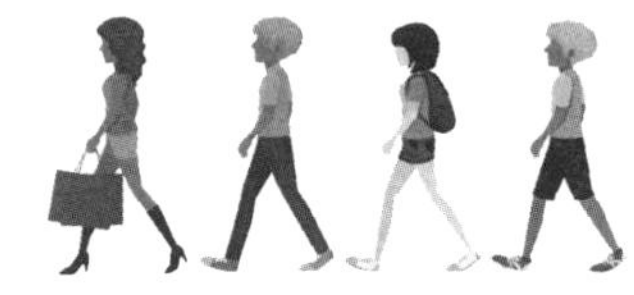

健康小知識

動態中脈搏自測法

在樓梯的階梯上做測試，一隻腳放置在樓梯第一階，然後登上，再將另一隻腳放回原位。需在60秒內做30次登上、回位的動作，然後量一下一分鐘脈搏數。接著重複三次這動作（每次動作之前休息1分鐘）。三次動作後再量一次1分鐘脈搏數，然後兩個脈搏數相加。

說明：相加後的脈搏數若少於132者，表示身體狀況極好；在133～150之間者很好；在151～170之間者還不錯；在171～190之間尚可；若超過191時，則表示身體欠佳。

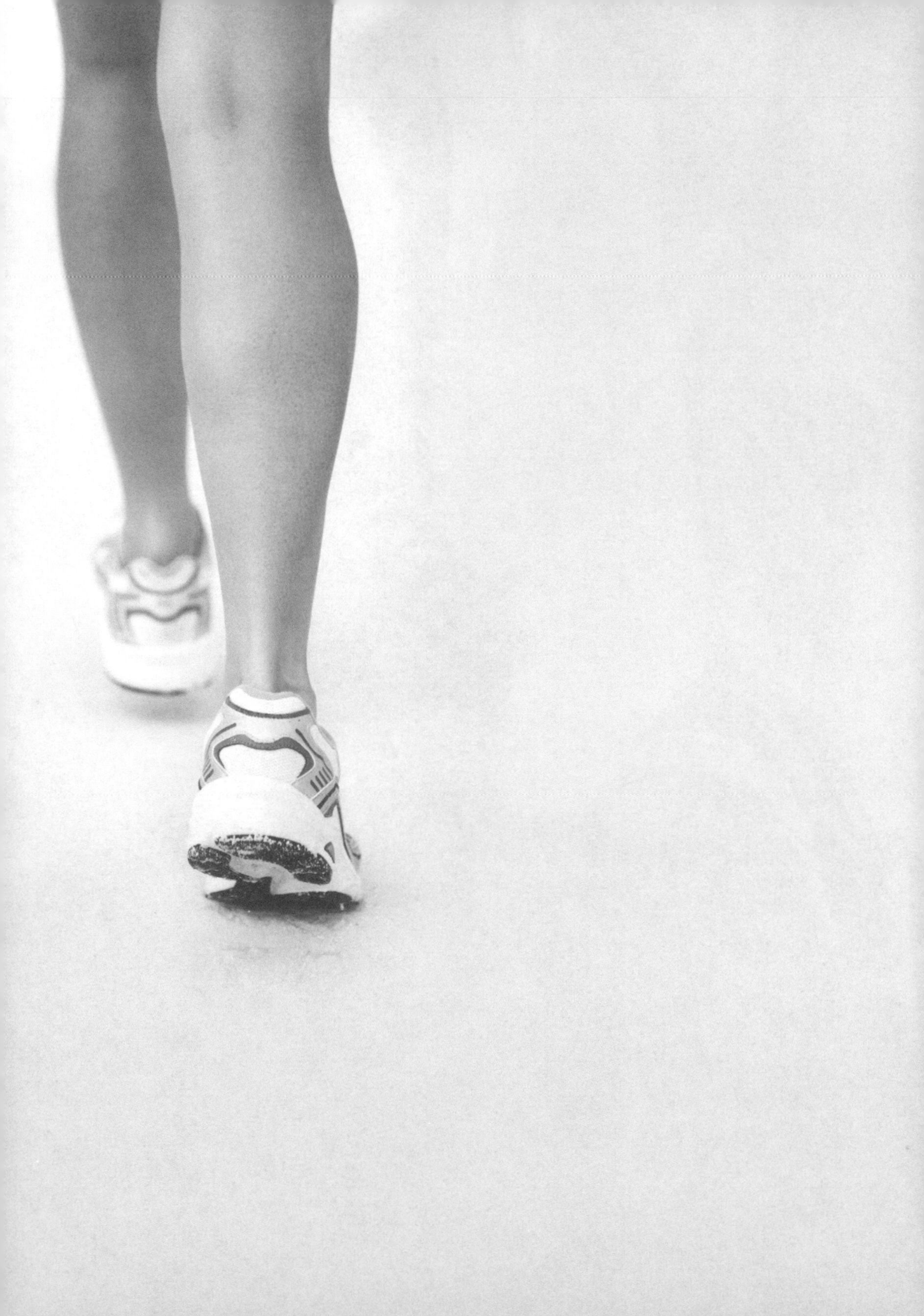

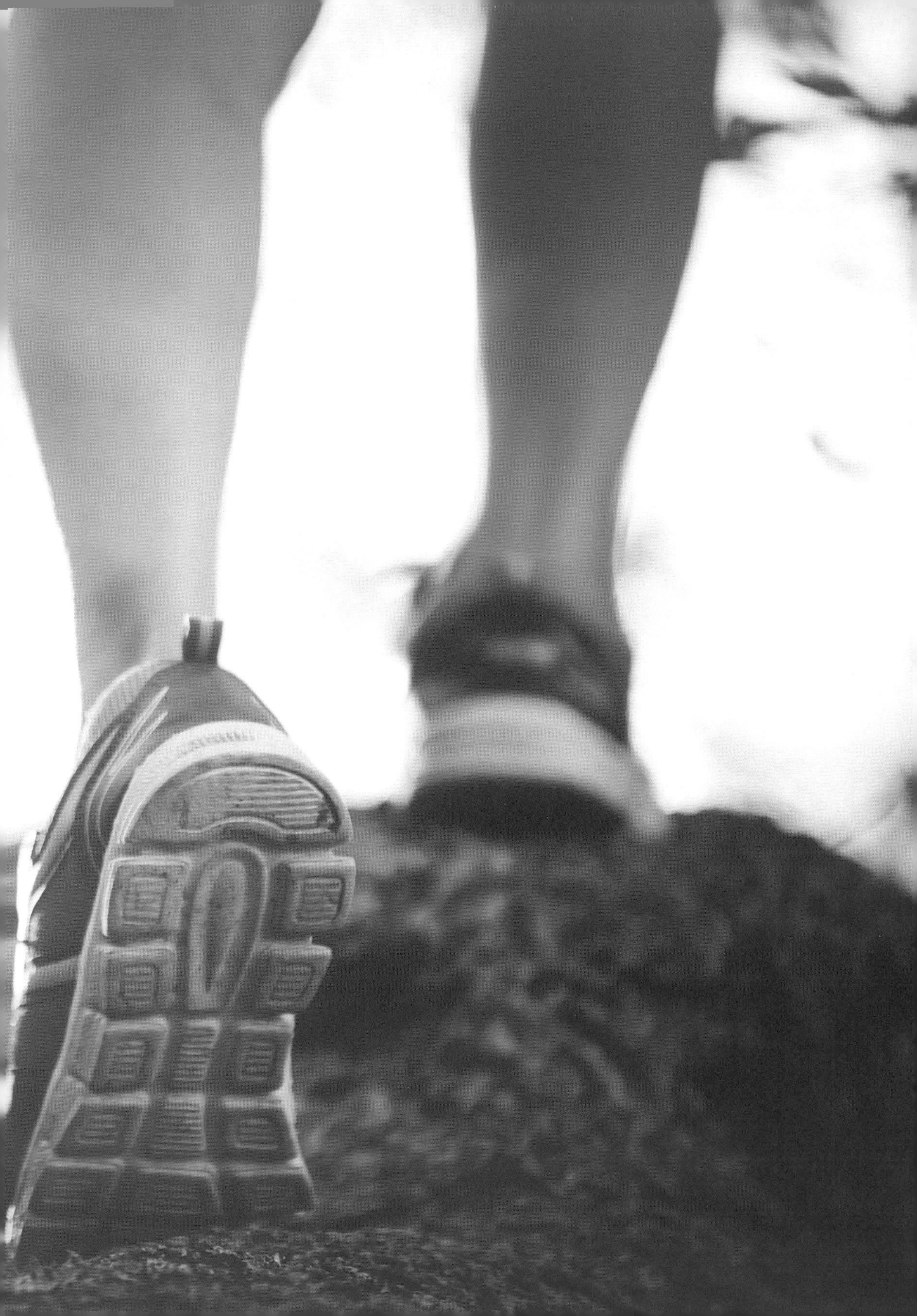

第四章

癌症與走路

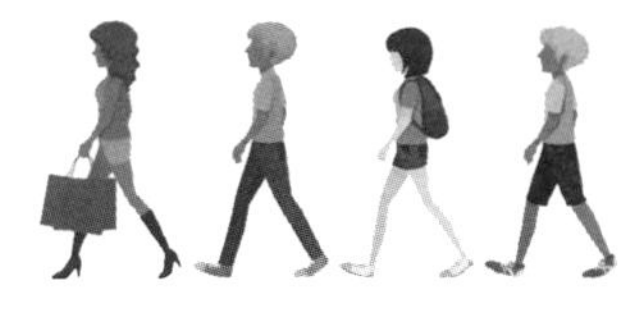

每週走路3～5小時的女性死於乳腺癌的危險比每週運動不到1小時或完全不運動的女性低五成。也就是說，一週就算只步行1小時也可以提高存活率。另外，美國疾病防治中心聲明：罹患乳腺癌的女性每週至少走路一小時，其擊敗病魔的機率高於完全不運動的患者。如果被診斷出罹患乳腺癌後減少運動量，也將降低自己的存活率。

第1節 給癌症設個屏障

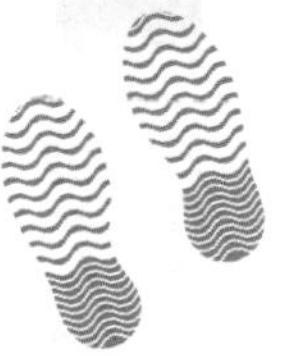

提到「癌症」，全世界的人都會下意識的想到兩個字——死亡！

迄今為止，人們還沒有找到完全治癒它的辦法，使得人人「談癌色變」。

每個人都可能患上癌症，每個人身上都有一種「原癌基因」，假如受到外因刺激，就有可能被啟動。這種外因，往往來自於我們的生活。國際抗癌聯盟曾發表報告稱，全球每年有1200萬新發癌症病例，其中高達四成原本可以在生活中預防。所以，我們在日常生活中要做到防患於未然，不要給癌症留下可趁之機。

與罹患癌症後高昂的治療費用相比，以下是幾種方法堪稱世界上最便宜的防癌處方：

1、最少開窗半小時

很少有人知道，裝修污染除了甲醛外，還有一種很強的致癌氣體——氡及其子體。它一般藏在花崗岩、水泥、瓷磚裡，沿著這些地方的裂隙擴散到室內，透過呼吸道進入人體，時間長了，就會誘發肺癌。其實，只要每天開窗半個小時，氡的濃度就可以降低到與室外

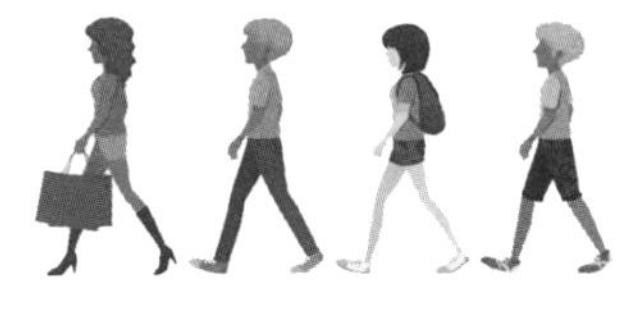

相同。另外，天然氣燃燒後也會產生氡，所以廚房燒水時，最好打開窗戶，關閉與居室連接的門。

2、搭配蒜來吃飯

降低胃癌發病率，和大蒜素有抗氧化作用，可降低人體內致癌物亞硝酸鹽的含量有關。多吃大蒜的人得胃癌的風險會降低60%。但是，大蒜只有被碾碎和氧氣充分結合後才會產生蒜素，而且非常不穩定，一旦遇熱很快會失去作用。因此，最好將大蒜碾碎生吃，或剁成蒜泥放在涼拌菜中。

3、正常體重範圍內盡可能地瘦

人們的腰圍每增加1英寸，得癌症的風險就會增加8倍以上。身體脂肪過多可能刺激體內激素水準的飛速提升，導致結腸癌、食道癌、胰腺癌、腎癌、子宮內膜癌以及絕經期後的乳腺癌。

4、多吃各種蔬菜、水果、全麥和豆類

水果和蔬菜可能降低多種癌症（包括口、咽、喉、食道、胃、肺）的發生機率。限制攝入高能量、高密度的食物，即高脂肪、高糖及低纖維素的食物，如漢堡、炸薯條、含糖飲料等。特別是含糖飲料，提供了很高的熱量，卻難以讓人產生飽足感，並可能刺激人的味覺中樞，誘發食慾。

5、每天走路1小時

每天飯後散步30分鐘，或者每週散步四小時，能使患癌的風險減少一半。每天只要走路一小時，就可以降低一半患大腸癌的機率。因為癌和身體熱量過高有關，走路可以消耗熱量，可直接預防癌。此外，運動後出汗可使體內的鉛、鍶等致癌物質隨汗水排出體外，從而起到防癌作用

在這些防癌方法中，專家們把步行稱為世界上最自然的鍛鍊，隨時隨地都可以進行。而且，根據專家們長期的調查與研究發現，終生持續散步的人，基本上不會罹患癌症。

例如：英國哲學家B．拉塞爾90餘歲才去世，正是因為他習慣於每天散步數公里。著名的哈佛法學院院長R．龐德，也是位經常散步的人，他在86～89歲時還寫了五本美國法律著作，晚年仍長距離步行跨越了歐洲。中國當代長壽老人馬寅初堅持步行健身，直到85歲一條腿癱瘓之後還以杖代之，每天持續走5000步，直至101歲去世。而他們都沒有得過癌症。很多人往往不能夠堅持運動，但散步恰好是最易堅持也最具有操作性的了。

另外，英國某機構為了評估步行對罹患癌症機率的影響，研究人員對931名癌症患者

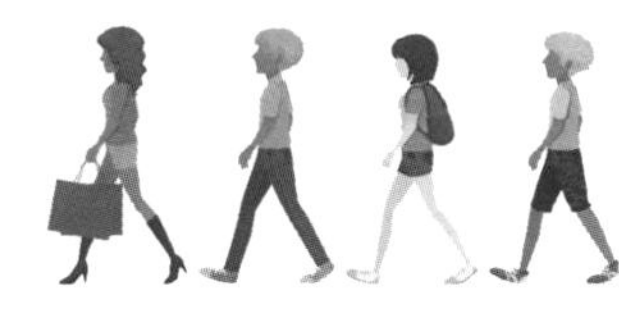

以及1552名健康人員組成的對照組進行了比較研究。所有參與者的年齡都在30～70歲之間，結果顯示，每天保持一定時間步行的人，罹患癌機率要比不進行此類運動的人低50%，而至少保持35年運動的人則要低69%。研究人員表示，步行或者騎單車上班、上學以及其他類似的運動，都能夠降低罹患癌症的風險，長期堅持有規律的運動能夠十分有效地預防許多種類的癌症。他們還補充說明，步行就是一種非常好的運動方式。

試驗認為，這個發現揭示了低運動量是導致罹患癌症機率增高的重要因素，即使是罹患癌症風險相對低下區域的人們也是如此。

健康小知識

至於步行、騎單車等活動為什麼會預防癌症，目前還不清楚，但科學家們透過資料推斷是由於其影響了人體一系列的複雜運行機制，包括縮短小腸的傳送時間以及增強免疫系統功能等等。

第2節 走離癌症，步步為「贏」

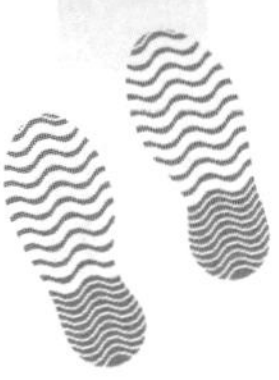

現在，所有的人都知道，進行恰當的走路運動，可以增進人體健康，而對很多疾病而言，走路可能是預防甚至是治療的一個有效途徑。

有許多人認為癌症患者應該好好休息，不應再從事任何運動，以避免其他傷害，但許多研究結果顯示，有適度運動的患者在癌症治療和精神抗壓上，表現出的效果都比沒有運動者來得好，由此可以確定運動對癌症的復原有莫大的幫助，所以，我們建議癌症患者從事適量的運動，以促使身體活動來幫助復原。

現在，醫學界已經有了幾個可靠的研究報告，這些報告可以充分證實走路運動可以減少人們罹患癌症的機會。

美國哈佛大學公共衛生研究院的勞斯醫生曾做過一項研究。她從哈佛大學挑選了5398名1925年到1981年間從哈佛畢業的女生，把她們分為「活躍組」和「安逸組」兩組，她讓「活躍組」成員經常以每天步行2～3公里的強度進行走路鍛鍊，而另一組則很少進行

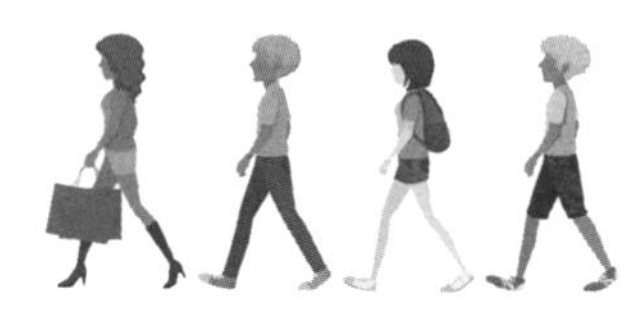

走步運動。等到多年以後，再觀察這 5398 人在後來罹患子宮癌、子宮頸癌、卵巢癌和陰道癌的情況，勞斯醫生發現，運動活躍者人群中罹患上述癌症的機率比「安逸者」人群少兩倍半，也就是說不喜愛運動的人，在後來罹患上述癌症的病例數，是喜歡運動的人的兩倍半。更令人驚奇的是，無論這兩組人是否有吸菸的習慣，或曾服用避孕藥和雌激素，或近親中是否有人罹患過癌症，所有因素都對兩倍半這個比率沒有影響。

而且，勞斯醫生還特別指出，「活躍組」的走路運動並不是那種劇烈的跑步，只是持續每週都參加一些健步走、散步之類的活動。

現在，越來越多的科學家都表示，走路是一種極好的健身運動，但對於走路運動，如果想要收到良好的效果。首先必須保持適當的運動量，其次是要持之以恆，切不可半途而廢，而且最好還要盡早養成這種良好的運動習慣。

那麼，走路運動為什麼能減少罹患癌症的機率呢？目前人們還無法從醫學理論上給予非常詳細且合理的解釋。關於勞斯醫生的試驗，有一種說法是，勞斯醫生所研究的癌症種類，都多少與雌激素有關，而活躍組的女士們體內所產生的雌激素較少，因此，喜好運動的女士們就減少了罹患這些癌症的機會。雖然這種說法只是推測，但這些研究所顯示的資料，卻是明確且無可辯駁的。

波士頓布利根婦女醫院研究員霍姆斯也表示：「運動可預防許多疾病，包括乳腺癌在內，不過我們發現。診斷出罹患乳腺癌後經常運動的女性亦可以降低死於乳腺癌和乳腺癌復發的危險。」另外，美國疾病防治中心建議：所有人每天應該至少做30分鐘中等強度的運動，每週五天。採納這項建議的乳腺癌患者存活時間會延長。而且，他們還表示罹患乳腺癌的女性每週至少走路一小時，其擊敗病魔的機率高於完全不運動的患者。如果被診斷出罹患乳腺癌後減少運動量，也將降低存活率。

在Vanderbilt大學研究中心，由馬修（Charles Matthews）所領導的研究組和來自中國上海癌症研究所的同事，在把974名30至69歲的上海女性的研究資料，與其他相似年齡層的女性進行比較後，得出了一個結論，那就是，每天步行60分鐘以上的女性，罹患子宮內膜癌的機率要低30％～40％。

走路運動使婦女罹患癌症的機率大大降低，但男性與運動的關係又如何呢？

在另外一組研究中，研究人員也對男性的走路運動與癌症做了調查。他們也將調查的對象劃分為「活躍者」和「安逸者」兩種類型。然後以罹患大腸癌的機率來比較兩組的不同，結果自然是喜好走路運動的人比安逸者較少罹患大腸癌。

對於這個結果，專家認為，走路有助於促進胃腸的運動，而大腸癌的致癌因素都集中

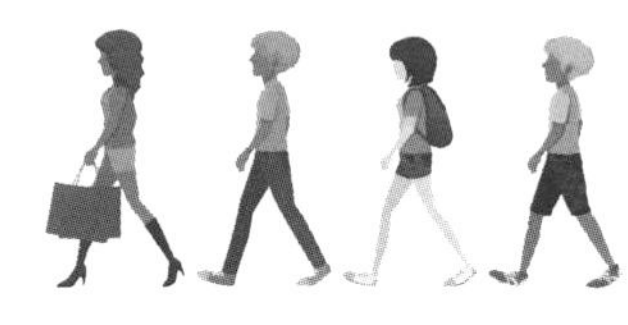

在食品和消化液中，如果能夠加強腸內容物的運動，減少致癌因子與大腸黏膜的接觸時間，大腸癌的危險性就會降低。粗纖維食品預防大腸癌的發生，就是這個道理。運動使大腸蠕動增加，進而使大腸內容物加速排出，使得罹患癌症的機率下降。

另外，走路運動還會給人的心理上帶來益處，使人們心中的壓力得以緩解，這樣可以減少壓力對人體免疫系統的影響，這可能也是運動使罹患癌症機率減少的原因之一。

不過，癌症患者在決定走路之前，一定要事先告知自己的主治醫師，並共同商討你的狀況是否適合此項運動。而且，患者還不要過度曝曬於陽光下，這可以防止皮膚癌。如果在身體感到疲勞時應立即停下，並做適當檢查，盡量不要做劇烈運動。

健康小知識

走路時穿什麼襪子？

在進行走路鍛鍊時，最好不要穿著尼龍襪或薄絲襪，只有全棉且較厚的襪子才可以產生更好的緩衝作用。

第3節 癌症病人運動祕方：走一走，停一停

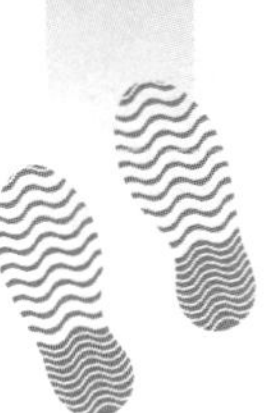

有專家指出，如果每天堅持走路30分鐘，一星期走5次，可減少20%患乳腺癌、30%患心臟病、50%患糖尿病的機率；美國《臨床腫瘤學期刊》上發表的一篇研究顯示，已患上乳腺癌的女性如果經常快走鍛鍊，生存率要比不愛走路的乳腺癌患者高45%。

科技的進步，醫療水準的進步，越來越多的癌症病人得以延長自己的生存期。比如早期乳腺癌患者在保乳手術後結合放化療，5年生存率可達90%以上。癌症病人的壽命不僅與治療密切相關，出院後的康復過程、生活方式和心態也對患者的生存時間和生存品質起著重要作用。

不過，一旦被確診癌症之後，很多人的情緒都會變得很糟糕，加上化療和放療的副作用讓體質有所下降，而長期的住院和臥床更是容易讓人變得懶散，因此，很多癌症病人即使經過治療在恢復期也很難保持一種健康的心態和生活方式。

其實，癌症病人應該盡可能地讓自己動起來，選擇一種強度不是太大的適合自己的運

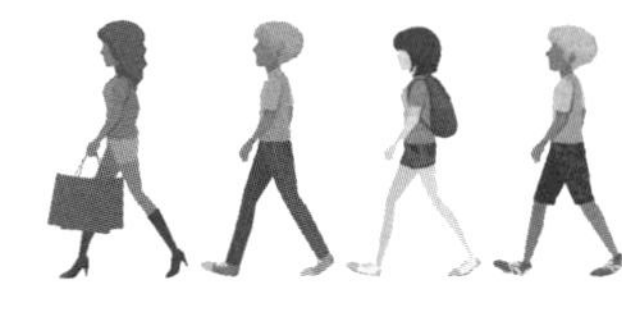

動，比如做操、打太極都是不錯的選擇，而走路和散步則是最適合大部分人的方式。

如今大家逐漸認識到步行鍛鍊不僅能夠預防癌症的發生，還能夠提高患者的生存品質。世界各地的科學家對此進行了大量的實驗研究和事實調查，終於瞭解了步行鍛鍊能夠防治癌症的原因：

1、步行鍛鍊氧氣的需求量會比平常狀態多。

步行時人吸入的氧氣是靜止狀態的10倍，而獲得更多的氧氣能夠使癌症病人生命延長。

2、步行運動能夠促進防癌激素的形成。

步行鍛鍊能夠促使體內的蛋白質轉化成具有防癌作用的糖皮質激素，適度的行走鍛鍊可以加強糖類的分解轉化，使磷酸戊糖分解轉化成更多的還原型谷朧膚，從而減少致癌的重要因素——過氧化作用和自由基的連鎖反應。另外，步行鍛鍊還能減少致癌的前列腺素的形成。大家都知道，前列腺素是導致結腸癌的主要物質。

3、步行運動可以提高人體免疫力。

經常進行適度的步行鍛鍊，可以使血液中免疫細胞的數量增加。有研究顯示，經過步行鍛鍊，血液內的白血球數量會大量增加，免疫系統的重要組成部分淋巴系統的功能也會因鍛鍊而改善，血液中的淋巴細胞、巨噬細胞等也會增多，這些免疫細胞就有發現並消滅病變癌細胞的作用。

4、步行運動可以促進排泄系統功能的發揮。

步行時，會排汗，體內的有害物質會隨汗液同時排出體外，其中包括亞硝酸、丙酮、鋁、砷等在內的致癌物質。步行運動還能促進體內新陳代謝速度的加快，促進腸胃的蠕動，大大縮短有害物質在腸胃停留的時間，減少對腸胃器官的傷害，有效地預防胃癌和腸癌的發生。

5、步行運動可以有效地調節內分泌系統。

步行運動能夠促使體內的雌性和雄性激素保持在正常的水準，從而降低了各種生殖器官癌症的發生機率。

6、步行運動可以調節癌症患者的情緒，從而堅定患者的抗癌信心。

研究發現，１／３的癌症患者是因為情緒壓抑、精神受到打擊患病的。癌症患者對癌症是否治癒的過分關注，會增加其對癌症的恐懼和憂慮、精神不振、情緒低落，嚴重情況

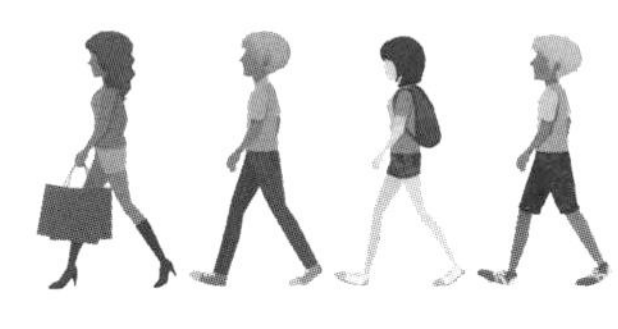

時還會導致疾病抑鬱症。這種狀態會影響到身體對藥物的吸收和利用。步行可以轉移病人的注意力，能夠使患者用一種輕鬆的心態去對待癌症，積極配合治療。同時，還能夠培養人們堅強的意志，使患者在與癌症抗爭的持久戰中，始終保持樂觀的態度，有信心、有決心戰勝癌症，重新獲得健康。

因此可以說步行是最省錢省力的抗癌藥。適當地進行有規律的、持續的步行鍛鍊能預防癌症的發生，提高人體的免疫機能，從而有效的防止復發轉移。

那麼癌症患者什麼時候開始步行運動呢？答案是盡可能早開始。越早開始運動則能讓肌體越早地產生癌症干擾素，讓自己獲得一個愉悅的心理，這些都可以很好地幫助你戰勝癌症這個病魔。

當然，對癌症患者來說，在進行步行鍛鍊時需要把握一個基本原則：適當運動，充分休息，以不累為標準。癌症患者一定要根據自己的病情安排適當的運動，不可運動過度，若超過身體的承受限度、使免疫功能已經下降的肌體超負荷，反而不利於身體的康復。

健康小知識

對於健康人，進行步行運動時建議每天至少30分鐘，每週最少運動5次，而對於恢復期的癌症病人這個強度也是適合的。而最佳的步行鍛鍊時間則可選擇清晨、飯後或睡前半小時左右。當然你最好還是要根據自己的體力而行，運動可以從少量開始，循序漸漸。步行時，如果感覺到累、吃力，則需要停下來休息幾分鐘，再接著步行。

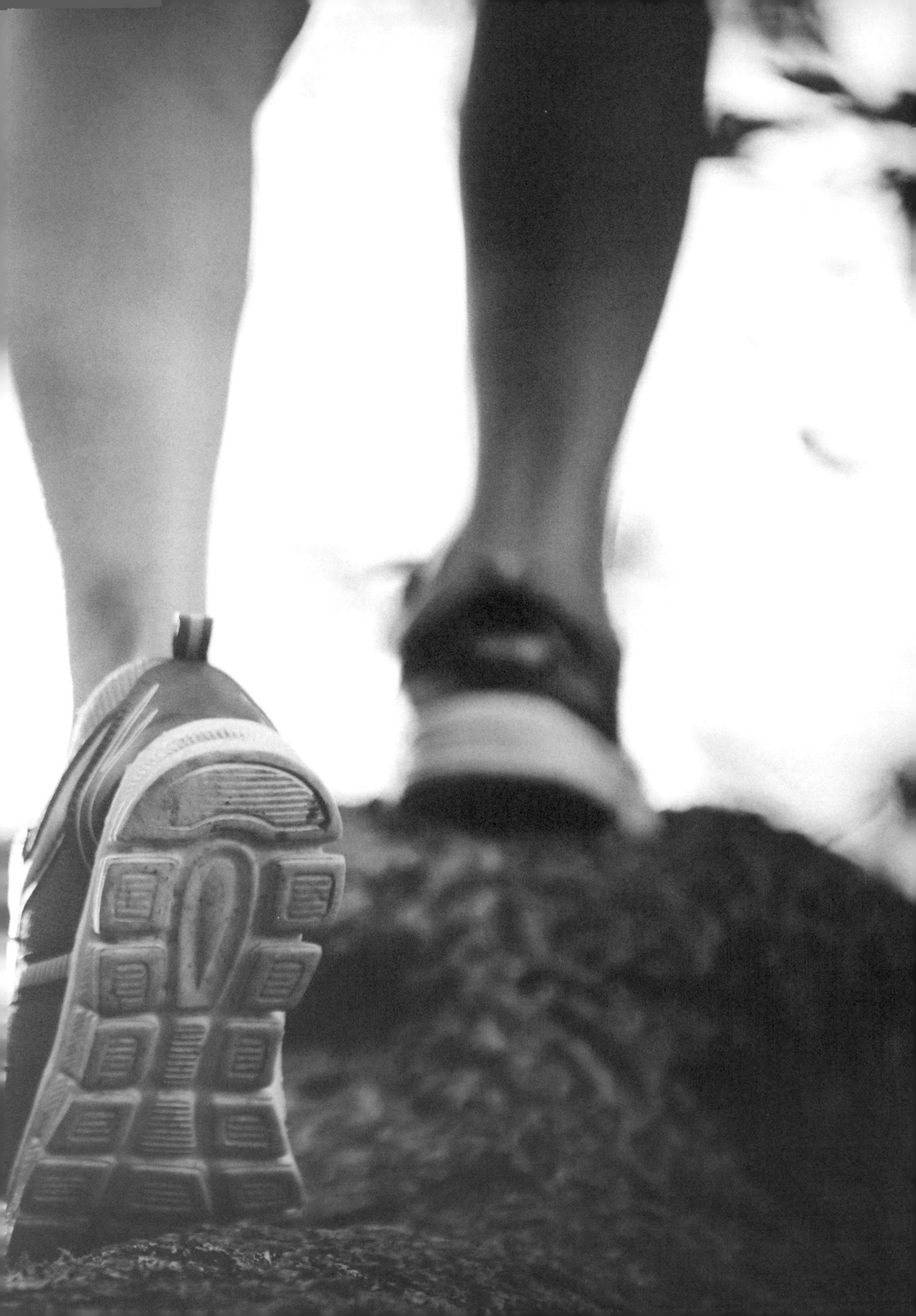

第五章

糖尿病的走路健康法

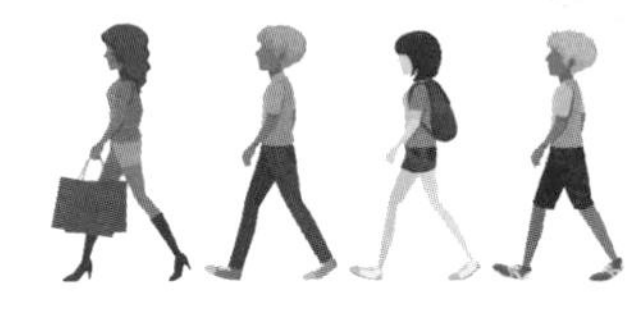

走路，是健康生活的重要組成部分。健康並不一定需要到健身房做那些劇烈運動，但一定要離開沙發，花一些時間來進行走路運動。因為走路不僅可以燃燒卡路里，還有助於平衡血糖，對於減肥、降血壓以及降低膽固醇都有很大好處。另外，它還可以促進身體使用胰島素的能力，強化肌肉及骨骼，甚至降低壓力，使你的精神更加充沛。所以，糖尿病患者不妨選擇走路來健身。

第1節 每天一小時，輕鬆預防糖尿病

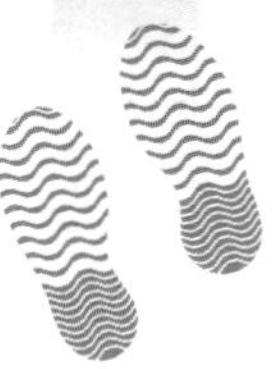

1991年6月27日，國際糖尿病聯盟和世界衛生組織共同確定，將每年的11月14日訂為「世界糖尿病日」，目的是針對全世界糖尿病的防治進行更為廣泛的宣傳。2007年是第17個「世界糖尿病日」，與往年不同的是，聯合國於2006年底通過決議，從2007年起，將「世界糖尿病日」正式更名為「聯合國糖尿病日」。

中國大約有4000萬糖尿病病人，其中Ⅰ型糖尿病約佔5.6％，Ⅱ型糖尿病約佔93.7％，其他類型糖尿病為0.7％。值得注意的是，近年來Ⅱ型糖尿病患病率急劇增加，並顯示出以下特點：發病年齡呈年輕化趨勢，兒童Ⅱ型糖尿病患病率迅速增加；血糖升高，但未達到糖尿病診斷標準者大量存在；各地發病狀況差異巨大。

糖尿病不僅給患者帶來了身體上的危害，而且也加重了患者的經濟負擔。糖尿病已成為世界各國的主要衛生保健問題，對糖尿病及其併發症防治的研究成為21世紀國際醫學研究的重點之一。

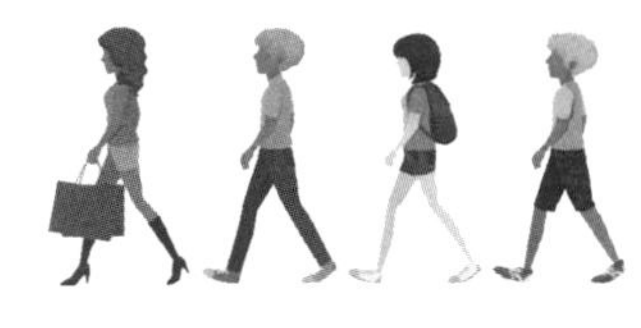

美國醫學界將糖尿病稱為「當代流行病」，據世界衛生組織估計，目前全球有1億3500萬人罹患糖尿病，預計在2025年將增加到3億人，而且大部分的糖尿病患者會出現在發展中國家。

近期，在美國最新的《美國醫學協會期刊》中，由哈佛大學公共衛生學院的醫學研究顯示，如果適當增加走路次數，可以大大降低成年人罹患糖尿病的機率。對於這項研究，哈佛大學公共衛生學院曾對7萬名中年婦女進行研究，結果發現，散步可以減少罹患糖尿病的可能。報告說，如果一個人能夠每天持續快步走路約1小時，那麼，就可降低約五成的罹患糖尿病的危險。

其實，很早以前，醫學界就有研究證明，持續適當的運動，是防止糖尿病以及其他併發症的有效方法。它可以減少脂肪、降低體重、增加糖耐量以及胰島素敏感性，進而達到降低血糖的目的。而在所有的運動中，步行也是最安全、最簡便，同時也是最易堅持下來的運動。

如果體重超過正常體重40％的人，會比體重正常者早逝的機率多兩倍。這也是與肥胖及糖尿病等疾病有關的。美國糖尿病防治計畫中心曾對3234位具有高危險性糖尿病患者所做的實驗顯示，在讓他們參加走路運動，並保持每週最少進行2.5小時的走路運動後，他們的體重平均減輕5%～7%，而延緩或防止糖尿病Ⅱ型發生的機會則高達58%。

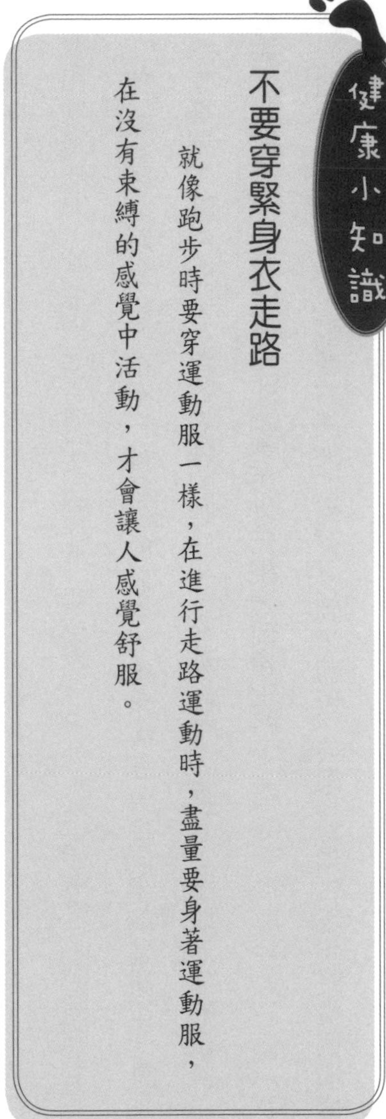

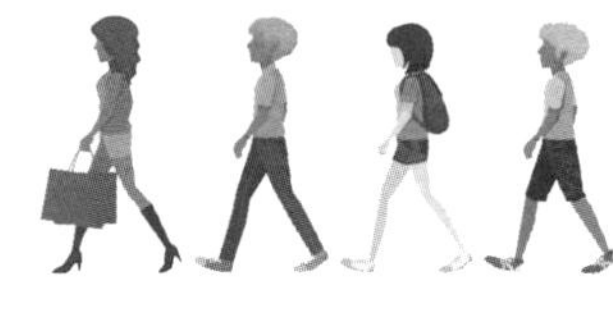

第2節 跟糖尿病說「拜拜」

35歲的張麗似乎在健康和生活方面都有些失控。102公斤的體重對身高163的她來說實在太重了。她患有糖尿病，必須透過注射胰島素來控制，這種情況已經持續3年了，她還得服用一些治療高血壓、甲狀腺機能低下和足部疼痛的藥物。此外，為了治療夜間腿部痙攣和食道逆流，她還需吃奎寧類和其他一些藥物。另外，她還染上了酗酒的毛病。

每當起床的時候，她都有一種疲憊的感覺。後來，在一位同事的建議下，她加入了一個治療專案，當她的狀況開始好轉的時候，她偶然聽別人提到走路能治病的事情之後，就諮詢了相關專家，於是專家建議她可以先繞著街道走路。

隨著時間的延長，張麗的鍛鍊行程延長到了每天4至5公里，環繞好幾個街道，還包括上山、過橋等。在張麗看來，自己每天都應盡量走得遠一點，但並不過度。有時候，她喜歡聽著音樂走路，這樣可以減輕壓力，另外，她還開始了上肢鍛鍊。

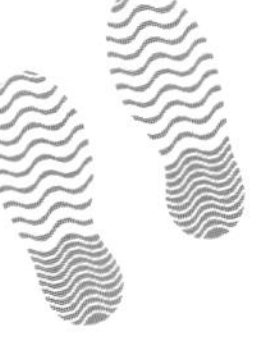

因為患有糖尿病，所以張麗必須遵循特殊的飲食指導。不過，她的情況還是得到了很

大的改善。兩年後，她的體重降到了56公斤。夜間腿部痙攣和食道逆流的問題都消失了，她也無須再為高血壓和足部疼痛吃大量的藥。她的醫生也把胰島素的劑量從38單位降至18單位。最後，她還戒掉了酗酒的嗜好。

張麗從未想到走路會對她的健康有如此驚人的效果，「你看，我現在感覺好多了！」這句話幾乎成了她的口頭禪。

那麼，對於糖尿病患者又該如何進行走步訓練呢？對那些沒有規律運動的人來說，要先和醫生討論自己如何起步，你應該先知道哪種走路方法更加適合自己，而且它是否會影響你的用藥、劑量等問題。

剛開始，糖尿病患者要先坐在床邊，雙腿垂直放在床邊，雙足來回晃動2分鐘；然後重新上床平躺，保持這種姿勢2分鐘；接下來，把這個動作重複做5～10次。這樣一來，不僅能夠非常有效地防止糖尿病足部併發症的發生，而且還可以產生鍛鍊踝關節的作用，是一種改善足部血液微循環的運動方法。

接下來，就要開始每天持續步行鍛鍊了，起初，可以以散步的方式進行，過一段時間後，逐漸加快走路的速度；在走路運動時，不要低頭，做到收腹挺胸、下巴要稍微抬起，兩眼向前看，同時擺動肩膀，讓肘部保持在90度，跨步要做到大而流暢。這樣可以促使肌

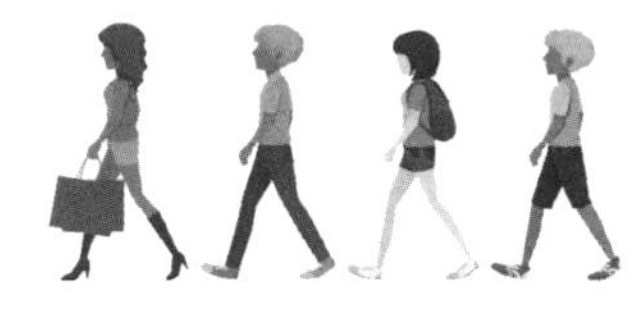

肉攝取葡萄糖，同時加快肌糖原的分解，增加胰島素敏感性，改善糖耐量。

在家裡時，可以給自己制訂一份運動計畫表，每天都能夠定時定量、隨時隨地的活動。例如：在生活中盡量用爬樓梯來取代搭電梯；用走路取代開車到商場購物；經常自己打掃房子或洗車等。讓日常生活中的各項活動成為自己健康計畫的一部分。另外，可以說，在生活中即使小小的散步，只要持之以恆，那也會使得罹患糖尿病的機率大大降低。

不過，要注意的是，在進行步行運動之前，糖尿病患者切忌空腹運動，以避免引起胰島素下降而使血糖增加，加重病情。在進行走步鍛鍊時，一定要做好預防工作，應該在身上準備一塊代糖蛋糕，或無糖可樂等糖尿病患者可吃的東西，以防止在運動中發生低血糖事件。另外，對糖尿病患者來說，走步運動的環境最好選在空氣清新、環境安靜的地方，例如公園等地。

健康小知識

去書店看書

如果你家附近有書店的話，你可以養成每天逛書店的習慣，這樣，不僅豐富了你的精神生活，而且來回的適當路程，不僅鍛鍊了身體，同時也是很好的精神養生。

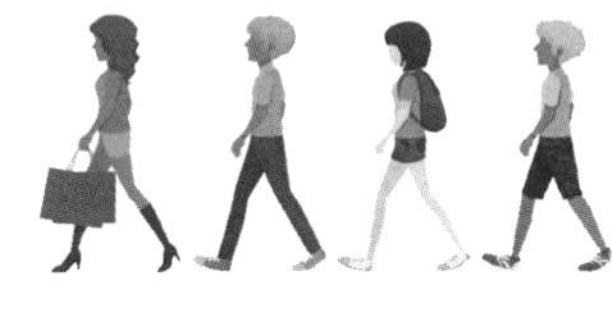

第3節 降糖好方法：走一走，拍一拍

李大媽傍晚多吃了點，還吃了番薯，餐後測得血糖是14.9 mmol/L，一個小時的運動結束後又再一次給測了血糖，結果發現她的血糖已經降到5.6 mmol/L。「效果真是立竿見影啊！」李大媽不禁感嘆道。

現今，許多人依賴醫護人員、藥物和醫療器材，很少重視自身。把疾病康復的全部希望和權力統統交給了醫護人員。殊不知，醫護人員並不是疾病康復的主體，真正的主體是我們自己，付出就有收穫，健康是一種累積。但是許多病友並不清楚糖尿病的治療目標。糖尿病並不可怕，可怕的是它所引起的併發症，只有嚴格控制血糖平穩，才能減少糖尿病的併發症的發生。因而，糖尿病科學、合理的治療應該是綜合性治療，它包括降糖、降壓、調脂、減重和改變不良生活習慣等措施。而適當、科學地步行鍛鍊能夠控制體重，養成良好生活習慣，降低血糖，對於抑制糖尿病的發生，綜合治療糖尿病是非常有效的。

走路屬於有氧運動，可以幫人降低血糖，提高糖耐量水準，降低肌肉阻抗和胰腺阻抗。

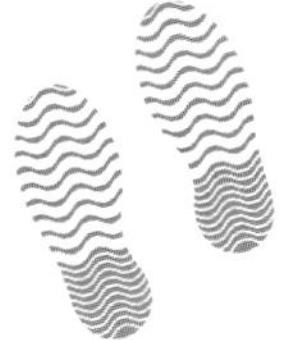

因為人在行走的過程中，骨骼肌交替收縮做工，這種運動時必須要消耗能量。血糖和氧被動脈血運輸到骨骼肌細胞中，它們在細胞內發生著激烈的燃燒，燃燒掉的能量使血糖消耗，所以這種運動能夠安全的降低體內的血糖。因此，有人把快步走比喻成有降糖作用的「散步藥丸」。

生理學研究結果顯示，糖尿病患者快步走開始的5至10分鐘，血液中糖分消耗很少，因此，降糖的效果並不明顯。而在20至30分鐘後，血液中的糖分大量消耗，降血糖的作用才會明顯。如果超過40分鐘，運動量較大，身體就開始消耗脂肪，儘管也有降糖作用，但不是最佳狀態。因此，如果每天保持1至2次、每次持續20至30分鐘輕鬆愉快的快步走，對控制血糖很有幫助。

所以，走路降血糖是一種最安全、最快捷的運動方式。

這裡應注意糖尿病患者在運動前，一定要對自身狀況做一個全面的評價，評價內容包括：病情控制狀況，尤其是血糖、尿酮體、血壓的水準以及心臟、腎臟的狀況。有些情況，比如血糖控制不理想（比如空腹血糖高於13.9 mmol/L），難以用口服降糖藥物或胰島素控制血糖者；需要依賴大劑量的藥物，遠遠超過一般用藥量才能控制血糖者；糖尿病伴有酮症、低血糖、視網膜出血、未控制的高血壓和不穩定心絞痛者；糖尿病患者曾不止一次突

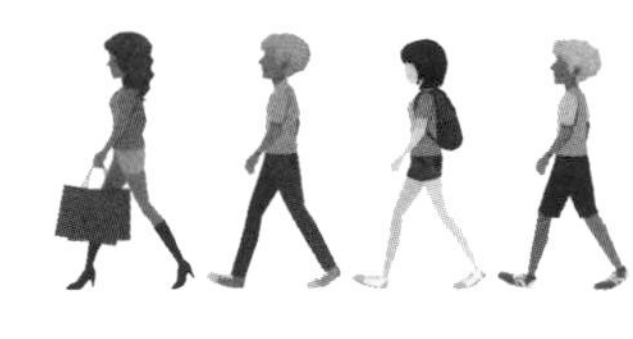

發酮症酸中毒、高滲性非酮症昏迷或最近三個月曾有上述疾病發作者，都是不宜出行的。

另外，不要單獨行動，同時需隨身攜帶部分糖類食品及佩戴糖尿病急救卡，以防在運動中出現低血糖。為保持鍛鍊效果，快走應至少每次40～60分鐘。剛開始鍛鍊的人可以逐漸增加運動頻率和時長，先每隔一天走一次，從半小時開始，逐步適應後就要堅持每天鍛鍊。在運動中一旦出現虛弱無力、頭痛頭暈、精神不集中、心悸、出汗和顫抖等症狀，說明出現了低血糖徵象。此時，應停下來並飲用含糖的飲料或吃少許食物，一般在5～10分鐘這類症狀即可消失。若出現複視、易激動、神志不清、昏倒，則為嚴重低血糖，應就地就醫，絕不可掉以輕心。如果同伴出現低血糖並突然暈倒在地，應立即讓其平躺仰臥休息，鬆解衣服釦子和褲腰帶，讓其喝些濃糖水或果汁之類甜飲料，一般都能很快緩解。

步行運動結束，回到家後最好打赤腳，徹底放鬆；最好用熱水泡泡腳，緩解足部疲勞；洗完澡後，坐在床上，放鬆兩腿，用手由下至上按摩，能幫助促進新陳代謝。

糖尿病患者走路時，要保持身體直立，眼睛向前看，兩手半握，虎口張開成弧形。左腳向前邁步的同時，雙手向身體兩側打開，在左腳落地的同時，右手輕輕拍打左胸（以乳頭為原點，水平和垂直各畫一條直線的上1/4區域），左手則向右側後腰處拍打。然後邁右腿，左手拍打右胸，右手拍打左後腰，一邊前進，一邊拍。

健康小知識

除了快步走，如果血糖控制良好，沒有任何併發症，糖尿病患者可以做一些全身性的有氧運動，比如騎自行車、慢跑、跳繩、游泳等。要注意的是，有視網膜病變的患者，不能選擇劇烈跑跳、彎腰等動作的運動，運動量也不能過大，否則容易發生視網膜脫離，誘發眼底出血等情況。此外，如血糖波動較大、發熱及嘔吐、腹瀉後有低血糖傾向等，也不能進行運動。

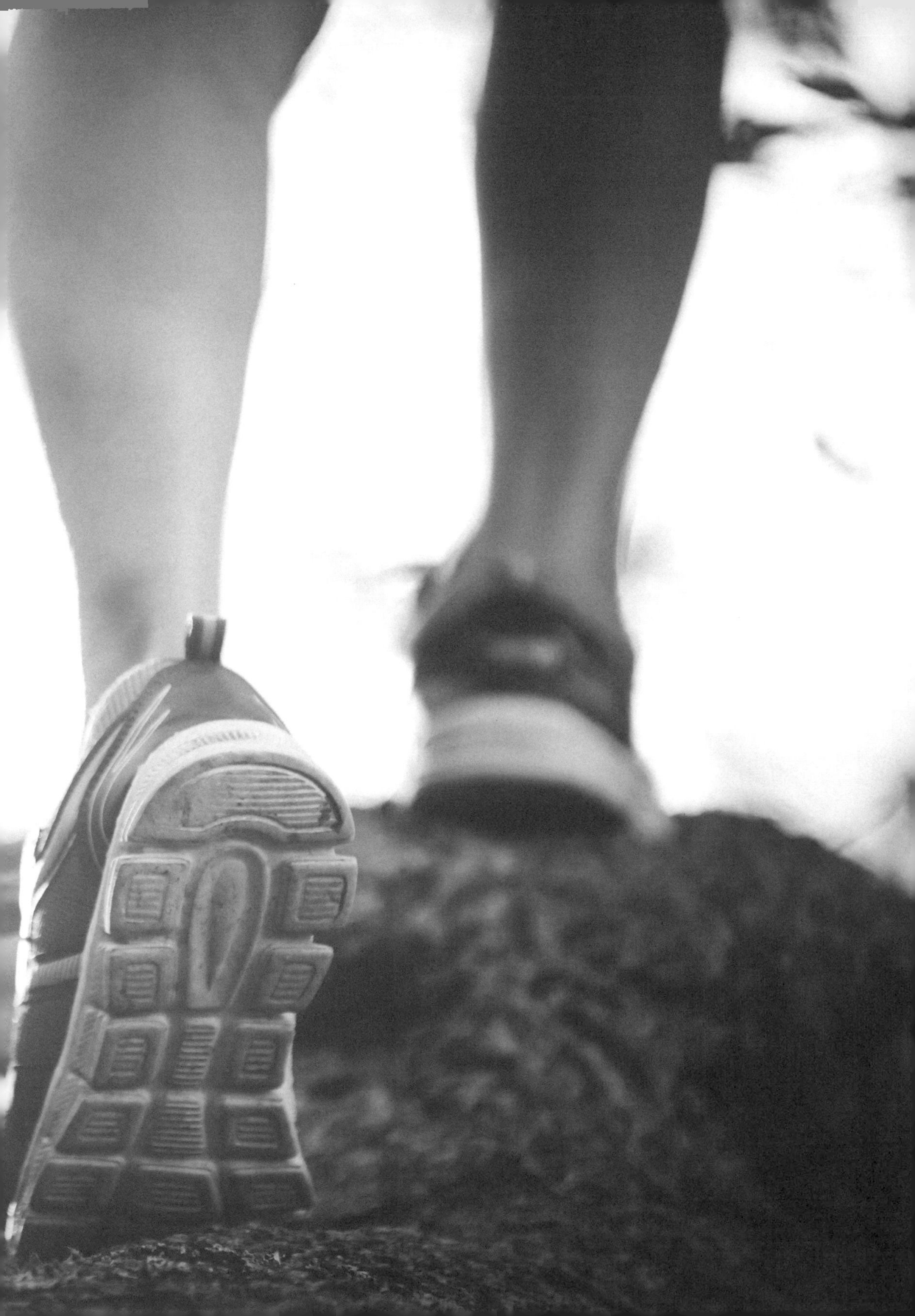

第六章

走路與動脈硬化

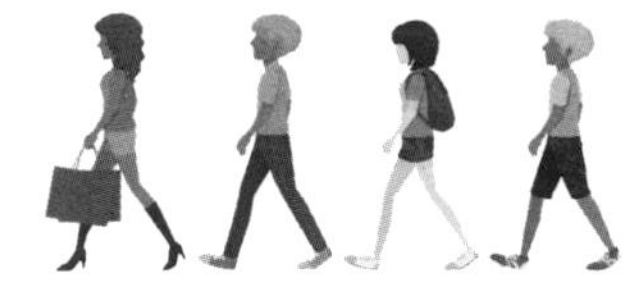

走路，是使動脈硬化從硬化到軟化的一個極其有效的方法。研究證明，只要步行持續一年以上，包塊就會自行消除。步行運動鍛鍊，對降血壓、降膽固醇、減肥都有很好的效果。而且走路運動比較舒緩，適合老年人鍛鍊。當然，走路也不能夠過於劇烈，因為那樣也同樣會造成猝死的危險。

第1節 可怕的動脈粥樣硬化

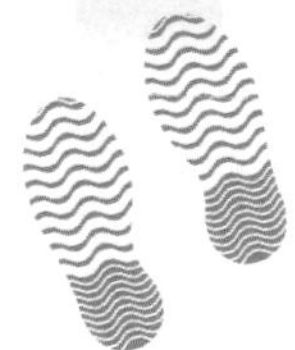

動脈粥樣硬化是動脈硬化中最常見且重要的類型，多見於40歲以上的男性和停經後的女性，以及腦力工作者。它主要累積在大型及中型的肌彈力型動脈，導致管腔閉塞或管壁破裂出血等嚴重後果，以主動脈、冠狀動脈及腦動脈為多見。這種病總是伴有高血壓、高膽固醇血症或糖尿病等，為老年人主要病死原因之一。

動脈粥樣硬化的病因雖還不能完全確認，但研究顯示它與下述因素（易患因素）有密切關係：

1、**高血壓**：臨床及屍檢資料均顯示，高血壓患者動脈粥樣硬化發病率明顯增高。這可能是由於高血壓時，動脈壁承受特別高的壓力，內膜層和內皮細胞層損傷，低密度脂蛋白易於進入動脈壁，並刺激平滑肌細胞增生，引發動脈粥樣硬化。

2、**高血脂症**：臨床資料也顯示，動脈粥樣硬化常見於高膽固醇血症。實驗動物如果給予高膽固醇飼料也會引起動脈粥樣硬化。近年的研究發現低密度脂蛋白與極密度脂蛋白

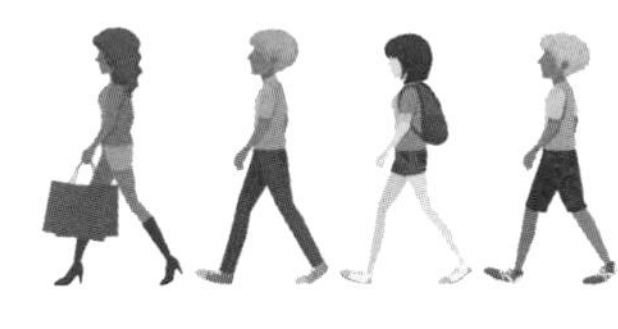

的增高和高密度脂蛋白的降低與動脈粥樣硬化有關，脂蛋白a〔Lp（a）〕就與動脈粥樣硬化的發生有密切關係，而血中甘油三酯的增高與動脈粥樣硬化的發生也有一定關係。

3、糖尿病：糖尿病患者多伴有高甘油三酯血症或高膽固醇血症，如再伴有高血壓，則動脈粥樣硬化的發病率明顯增高。糖尿病患者還常有血第Ⅷ因素增高及血小板活動性增強，第Ⅷ因素由動脈壁內的細胞產生，該因素的增高表示內膜的病變，血小板活動增加使其易在動脈壁上聚集，加速動脈粥樣硬化血栓形成和引起動脈管腔的閉塞。近年來的研究還認為胰島素抵抗與動脈粥樣硬化的發生有密切關係，Ⅱ型糖尿病病患常有胰島素抵抗及高胰島素血症伴發冠心病。

4、吸菸：吸菸者血中碳氧血紅蛋白濃度可達10%～20%，動脈壁內氧合不足，內膜下層脂肪酸合成增多，前列環素釋放減少，血小板易在動脈壁黏附聚集。吸菸還可使血中高密度脂蛋白的原蛋白量降低，血清膽固醇含量增高，以致易患動脈粥樣硬化。此外，吸菸時煙霧中所含尼古丁可直接作用於心臟和冠狀動脈，引起動脈痙攣和心肌受損。

5、肥胖：肥胖也是導致動脈粥樣硬化的因素。肥胖可導致血漿甘油三酯及膽固醇水準的增高。肥胖者也常引發高血壓或糖尿病，近年研究認為肥胖者常有胰島素抵抗，因而動脈粥樣硬化的發病率明顯增高。

治療此類疾病時，除了均衡飲食和盡量減少吸菸、喝酒量之外，還要合理地安排好生活和工作，並做些適當的運動。

那麼，什麼運動最好呢？那當然是步行走路了。走路可以說是世界上最好的運動。洪昭光教授曾經說過，人類花了100萬年，從猿到人，整個人的身體結構就是為步行設計的。對於走路，最好每週運動五次，每次走三公里，時間要在30分鐘以上。當然，也要做到運動適量，有氧代謝，就是說運動到你年齡加心跳等於170。比如說你是50歲的話，那麼就運動到心跳120，加起來是170即可。對於身體好一點的人可以多一些，身體差的人可以少一些，總之要量力而為。

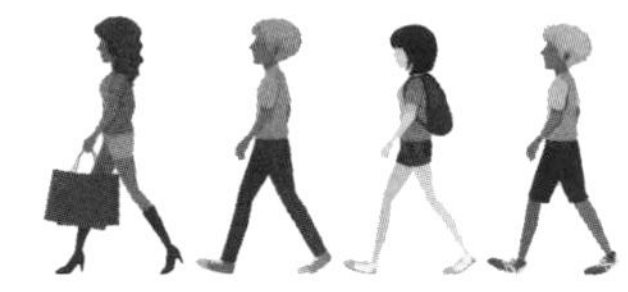

健康小知識

下坡路怎麼走？

下坡路通常覺得很輕鬆，但如果破壞原來走路的節奏性，很容易跌倒受傷。尤其是千萬不可又跑又跳，否則容易受傷，也會把石頭踢到別人。老練的人，下坡路總是慢走，並把鞋帶綁得很緊，以免腳尖撞到鞋頂，弄傷指尖。

走下坡路時，整個腳底要貼在地面。如果坡度太陡，可以學螃蟹一樣橫著走，前腳伸出站穩後，後腳再跟上，這樣最不容易摔倒。

第2節 動脈硬化走到「軟」

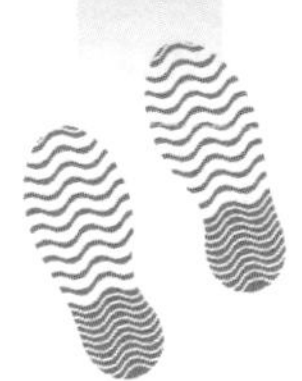

劉先生罹患高脂血症已有八年，同時有脂肪肝、高血壓、冠心病動脈粥樣硬化，性功能也完全喪失。曾服用過中藥、西藥多達數十種，療效均不理想。他嗜好菸酒，因工作勞累引發胸悶，心前區刺痛難忍，向肩背放射，後來被確診為「高心病」。經西藥治療緩解後，一直用西藥控制。近一月來心前區疼痛加重，痛引肩背，頻發不休，服各種西藥效果不佳。

最後醫生在給他用藥物治療的同時，建議他在治療的同時進行走步鍛鍊，並給他列舉了一系列走路運動的好處。

在經過了近一個多月的治療和走步鍛鍊之後，劉先生的病情有了很大改善。

以前，在人們眼裡，動脈血管一旦硬化，就不能扭轉了。直到最近科學家們才證實，動脈硬化是可逆轉的，雖不能徹底消退，但可部分消退。健康專家洪昭光就曾經說過，動脈硬化是可預防的，動脈硬化可以由重到輕，從輕到重；從無到有，從有到無，是可逆行變化的。

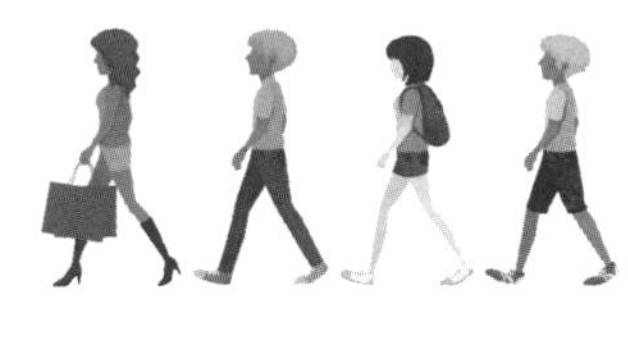

現已證明，體力活動過少是動脈硬化的一個危險因素。增加體力活動，加強體能鍛鍊，對治療動脈硬化有許多好處。而對於體能鍛鍊，走路則是動脈硬化患者的不二選擇，它可以以最簡單、最省錢的方式來改善脂質代謝；減輕動脈硬化程度，又足夠安全。而且，它還有助於提高血液中抗凝系統活性，減少心肌梗塞的機會；有助於改善情緒，轉移患者對疾病的注意力，激發患者的積極因素，克服害怕活動的心理。

有報導說，英國醫學研究人員發現，經常步行可降低血液中引起動脈粥樣硬化的低密度脂蛋白含量，有利於身體健康。

肯特醫學院醫療體能教研室的專家選擇了56名經常坐著工作的人做為實驗對象，將他們分為四組：第一組每天散步20至40分鐘；第二組每天散步10至15分鐘；第三組每天散步5至10分鐘；第四組則坐在家裡看電視。實驗前對各組人員血液中的低密度脂蛋白進行檢測並做記錄。經過18個星期實驗後，重新化驗他們血液中的低密度脂蛋白含量。結果發現，第一組人員血液中的低密度脂蛋白降低了50毫克；第二組降低了25毫克；第三組降低了10毫克；而坐在家裡看電視的一組，其血液中低密度脂蛋白的水準未發生變化。

在患者進行走步運動的時候，應注意以下幾點：

1、患者鍛鍊前應掌握循序漸進及持之以恆的原則。對每個患者，應根據各自的身體狀況和病情，制訂鍛鍊計畫，逐步增加運動量。根據患者的症狀、心臟功能等情況，確定適當的運動量。一般來說，運動量的大小，以不引起心絞痛或心前區不適或極度疲勞為宜。同時，必須持之以恆，才能達到鍛鍊的效果。

2、步行姿勢：頭微揚，上身稍向前傾，肩膀放鬆，背部挺直，腹部微收，腳跟先著地，步伐盡量輕盈，雙臂可呈直角自然擺動，呼吸均勻，精神集中。

3、在進行完走路運動之後的半個小時內，不能進餐或喝濃飲料，也不能立即用熱水洗澡，應在活動後休息15分鐘以上，控制水溫在攝氏40度以下。過於高溫及嚴寒時應相對減少運動量。

4、逐漸加大運動量（時間和速度），剛開始的時候可以步行30分鐘，速度可以稍慢一點，但在第二週的時候，每天可以增加10分鐘的鍛鍊時間，步頻方面也可以增加10％；在一個月之後每天可持續40分鐘，步頻則增加50％。

5、患者的鍛鍊時間通常在早晨或上午進行，不過也可根據病情變化來靈活安排。如冠狀動脈硬化患者，應根據心絞痛常發作的時間，來安排鍛鍊的時間。如常在早晨發作者，鍛鍊時間最好在下午；常在飯後發作者，最好在飯前進行，或餐後2～3小時進行；常在

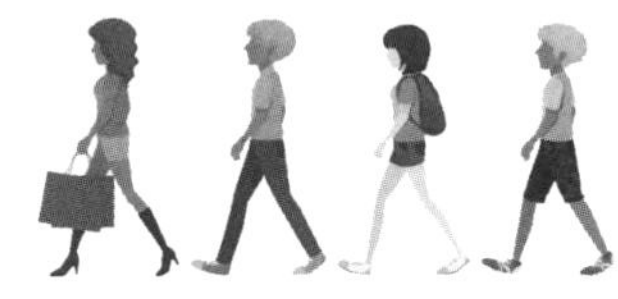

夜間發作者，最好在睡前半小時左右輕鬆散步，這對防止夜間發作有一定幫助。

走步運動的具體要求是：

1、**多行動，少躺坐**，儘管百無聊賴，也要多站起來活動活動，如果坐著不動，就會增加脂肪的積存量，進而導致疾病。

2、**多出力，少享受**，如有電梯不搭而爬樓梯，在浴室裡自己擦身子而不讓他人服務，家事自己做而不雇傭人代勞，雖然有汽車搭乘但盡可能的騎自行車，甚至盡可能的徒步購物等。

健康小知識

逛市場買菜

對老年人來說，如果能夠經常逛市場買菜的話，同樣可以產生走步健身的作用。

第3節 動脈軟化，「杖」助一臂之力

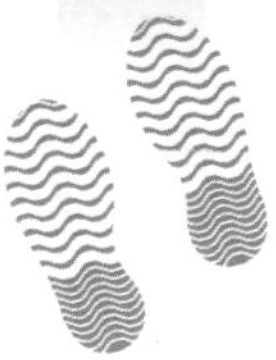

動脈硬化是動脈的一種非炎症性病變，導致動脈管壁增厚、變硬、失去彈性、管腔狹窄。它是一種隨著年齡增長而出現的血管疾病，往往會累及全身，導致心梗、腦梗和腦出血等疾病。

那麼，除了吃藥打針之外，如何逆轉動脈硬化呢？

走路！走路是使動脈硬化斑塊穩定和消退的最有效方法。

研究顯示，步行對動脈硬化有比較好的預防和治療作用。確實，走路可以降低膽固醇，降低血壓，消耗多餘熱量，它還是一種全身性的運動，可以使大腦皮層興奮、抑制和調節過程得到改善，從而收到消除疲勞、放鬆、鎮靜、清醒頭腦的效果，同時，又可將全身大部分肌肉骨骼動員起來，使得人體的代謝活動增強、肌肉發達、血流通暢，進而減少患動脈硬化的可能性。

現實生活中也有很多人都希望透過步行鍛鍊加快血液循環，提高心肺功能，希望消耗

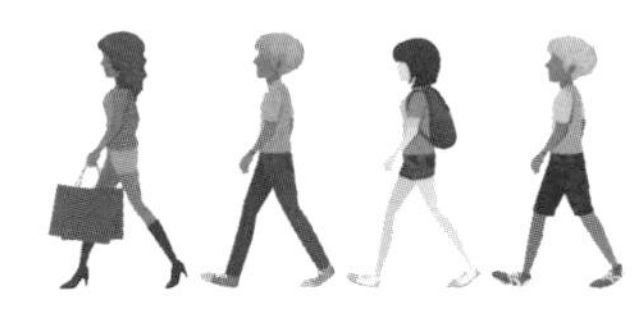

更多的熱量減掉多餘脂肪。可是，許多徒步鍛鍊人的健身效果並不明顯，因為在某種程度上，散步是休閒而不是體能鍛鍊。有人在健步走，但走得不夠快，達不到健身的運動強度，有的人達到了這個運動強度，但走的時間不夠長。拄杖行走則很好地解決了上述問題，大大提升步行鍛鍊的健身效果，比散步有效，比慢跑安全，成為健步走的升級版。

陳大爺很早就被確診動脈硬化，他也知道步行鍛鍊可以很好地預防和緩解動脈硬化，為此他經常在社區散步或快走，但是自己年老體弱，效果並不是很明顯。一次偶然的機會讓他知道了拄杖走。從此，每天他都會在自家社區拄杖走上一段時間。一開始，他還有點不好意思，每當他拄著拐杖行走時，總有鄰居好心地過來問他腿怎麼了，當他回答只是在鍛鍊，很多人露出好笑的神情，為此陳大爺一度想要中斷這樣的鍛鍊。但是，一段時間下來，他能夠明顯感覺到自己心悸、胸悶、頭痛、頭暈的現象緩解了很多。

確實，一般的步行運動，上肢是空閒的，手的血液循環不如腿好，這種鍛鍊是不夠均衡的鍛鍊，走的時間長了，常常會讓人感到手掌腫脹，無法實現全身大肌肉群的同時參與。拄杖行走使上肢也可以參與運動中，使人的肩、背、腰，甚至手掌都同時得到鍛鍊。另外這種的「四條腿」走路可以不用走的很快，心率就可以達到健身的運動強度，解決了步行運動強度低，鍛鍊效果較差的問題，實現是中等運動強度、較長運動時間和全身大肌肉群的同時參與，能夠提高心肺功能、預防治療「三高症」、動脈硬化，能達到減肥、塑身的效果。有專門的研究機構研究顯示，拄杖行走與一般行走相比，可使人的心率提高13%，熱量多消耗20%～46%。

拄杖走的具體要求：

☆手杖的選擇，手杖要具有很好的彈性，具有足夠用的支撐力，在體重的壓力下可以彎曲，可以起到緩衝的作用，而反彈力則構成推動身體向前的助力；

☆拄杖走的時候，向後推手杖的時候，不能用手掌握住手杖推，而是應該張開手掌接著手腕來推，這樣才能更好地加大擺臂的幅度，每走一步，使腰部都有一個扭動，這對減少腰圍、減少內臟的脂肪有重要意義，是預防和治療心臟疾病的重要體育鍛鍊措施。

☆行走步子要大，要後腳跟先著地，這能對骨骼形成一種適度的撞擊，稱作有撞擊性的運動，這樣還可以幫助人體對鈣的吸收。

☆拄杖行走，活動量需根據原本身體情況而定，要循序漸進，不宜勉強運動，每天最好堅持不短於30分鐘，可一次性完成或分3次進行，每次10分鐘。

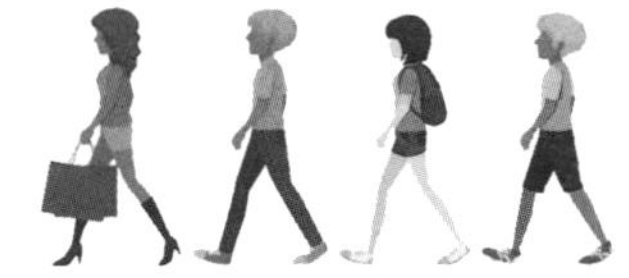

健康小知識

動脈硬化患者要懂得釋放壓抑或緊張情緒，慢性憂鬱或持續的緊張，可刺激交感神經興奮，易致心跳快速、血管收縮、血壓上升，血流減少。

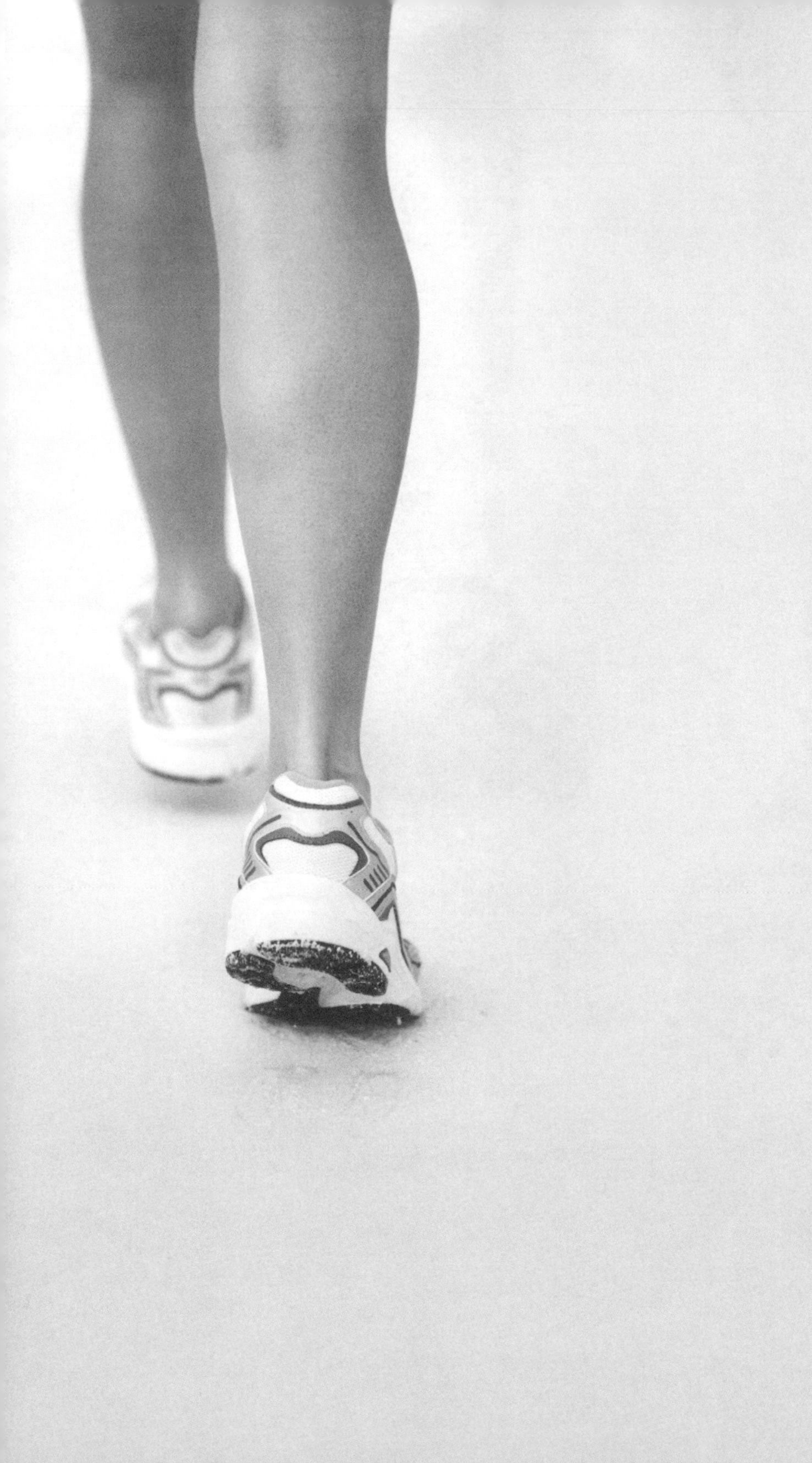

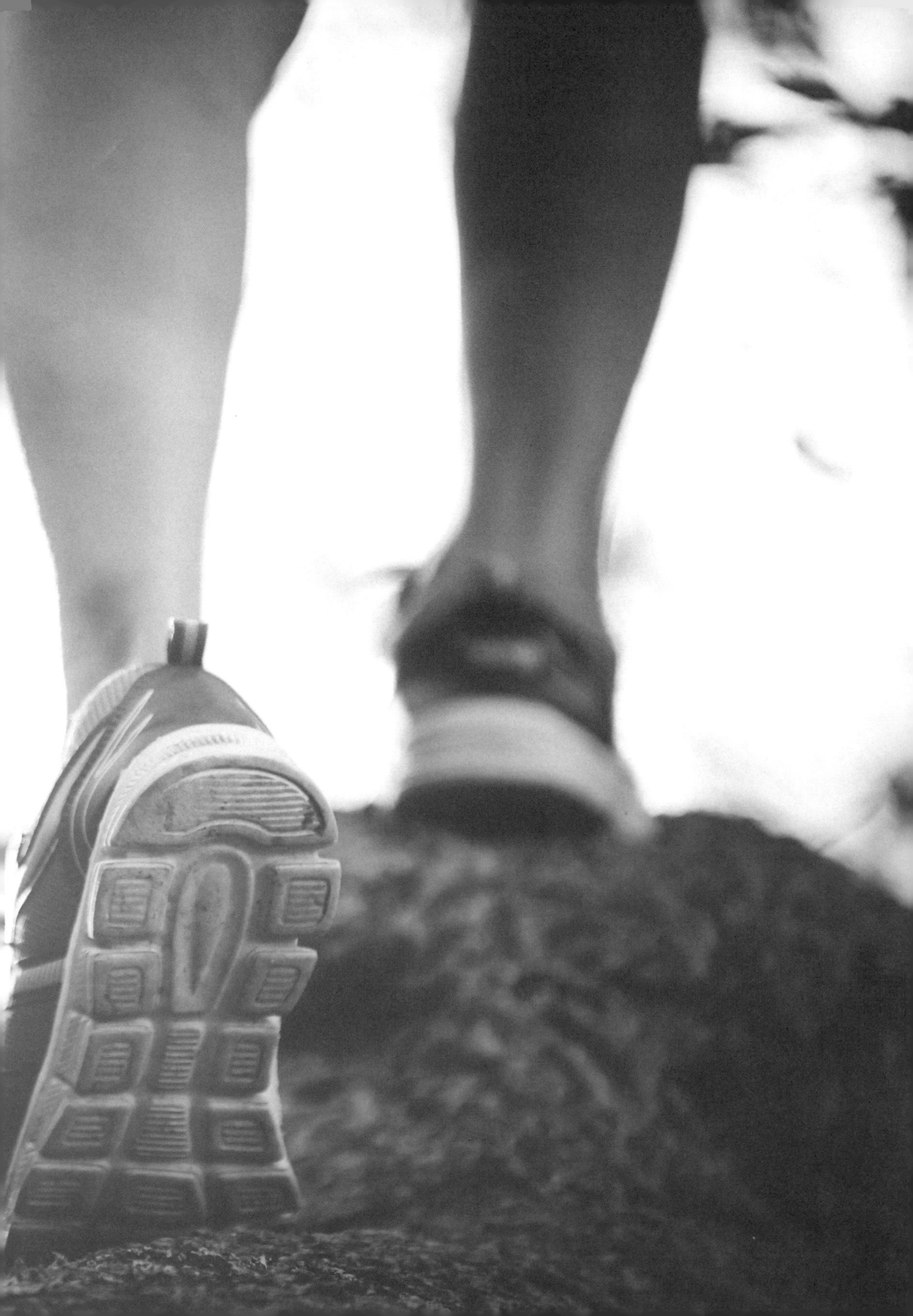

第七章

保護好你的骨頭

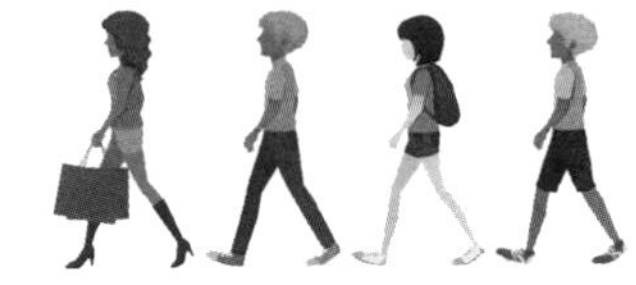

世界衛生組織2001年將10月20日訂為「世界骨質疏鬆日」，提醒各國重視骨質疏鬆症侵害人類健康的嚴重性。而且，專家表示，如果骨質疏鬆症的問題不能得到即時解決的話，那麼，每年將會導致數百萬的破壞性髖部骨折和其他骨折。

第1節 別讓骨質疏鬆「絆隨」你

據統計，全球60歲到70歲的婦女中，有1/3的人罹患「骨質疏鬆症」，中國的骨質疏鬆症患者約有5000萬人，50歲以上婦女的罹患率高達50%，而因骨質疏鬆症引起的椎骨、髖骨等骨折約為50%~60%。又有資料顯示，隨著中國進入高齡化社會，骨質疏鬆症及伴隨的脆性骨折給老年人的生活帶來嚴重影響。其中，老年女性因雌激素缺乏罹患率最高，此外，老年男性發病率也近30%。

骨質疏鬆的臨床表現主要有以下幾種：

1、疼痛

腰背疼痛或全身骨骼疼痛，負荷增加時疼痛加重或活動受限。

2、脊柱變形

有身高縮短和駝背現象，脊柱畸形和伸展受限，胸椎壓縮性骨折會導致胸廓畸形，影響心肺功能。

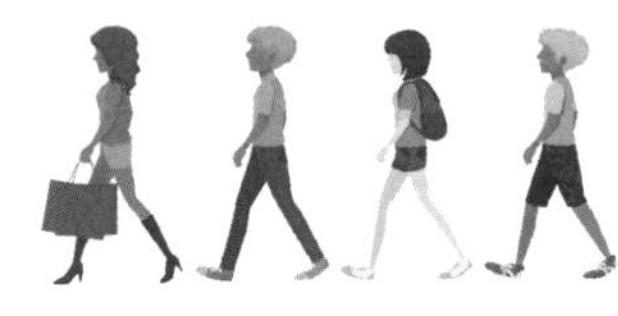

3、骨折

脆性骨折指低能量或非暴力骨折，如日常活動而發生的骨折為脆性骨折。因骨質疏鬆而導致的骨折發病率極高。

據統計，中國的老年人骨折發生率為6.3%～24.4%，尤以高齡女性老人為甚，其中50歲以上的女性約佔15%，60歲以上的女性約佔28%。

臨床統計資料分析，以下幾種女性易罹患骨質疏鬆症：

1、停經後婦女容易得骨質疏鬆症，更年期婦女一旦停經之後，鈣流失的速度可高達2%～3%。這種流失將逐漸的侵襲骨骼，到了嚴重程度，骨骼將為孔隙所取代，而僅剩鬆散、脆弱的骨架，此時只要很小的力量或創傷，就會造成骨折。

2、動手術或用其他辦法破壞了卵巢的功能，出現月經停止現象的女性，同樣也容易得骨質疏鬆症。

3、缺乏運動者容易得骨質疏鬆症，因為運動可以刺激骨的代謝，增加骨量，並能減少脫鈣。這一點不單女性如此，大部分人造成骨質疏鬆的重要原因之一就是缺乏運動。特別是青少年時期缺乏運動，將會使骨密度和骨礦含量的儲備嚴重不足。另外，老人也應該注意鍛鍊身體，雖然不能增加骨密度，但至少可保持已有的骨密度不降低並增加骨質含量。

另外，骨質疏鬆症的其他危險因素也很多，如遺傳體質、種族、鈣攝食不足、大量吸菸、酗酒、服用某些藥物、高蛋白高鹽飲食、內分泌疾病等等。

很多人認為骨質疏鬆症患者的骨頭很脆弱，易骨折，不適合運動。確實，骨質疏鬆症患者的骨頭是很脆弱，容易骨折，但並非不適合運動。其實骨質疏鬆症更要運動，運動可鍛鍊肌肉，肌肉強健可保護骨骼，而對骨質疏鬆患者來說，走路是個不錯的運動方式。

現實生活中，我們都知道骨質疏鬆、肌肉無力是老人跌倒的主因，有沒有比吃藥更好的緩解辦法？國外一個著名大學的一項新研究稱，練練水中行走，能增強骨骼和肌肉力量，防止摔倒，尤其適合老年女性。

該研究選取100名50～70歲不常運動、每天都服用適量維生素D_3和鈣片的女性，進行了6個月的研究。半數人被安排參加水上運動，即透過水中的阻力來增強其骨骼和肌肉的力量。7個月後，進行水上運動的參試者摔倒率下降了86%，並且摔倒後嚴重疼痛的機率也下降了44%，而另一組沒參加水上運動的女性，摔倒次數並未減少。

研究人員還發現，水中運動不僅提高了參試者肢體的靈活性，也讓手、後背、臀部和膝蓋的力量增強，而第二組女性因服用維生素D_3和鈣片，其平衡力和肌肉、骨骼力量只有輕微增強。

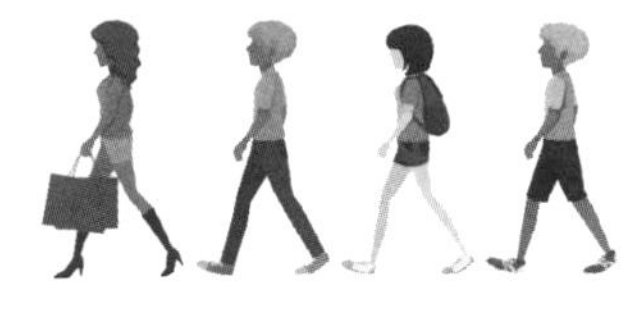

對此，美國科羅拉多大學醫學院醫學教授溫蒂．考而特表示，此研究為老人預防骨質疏鬆提供了更多選擇。老人平時不妨多下水學學游泳，練練水中行走。

除了水中行走，還可以進行負重的有氧運動，如散步、爬樓梯等負重運動可鍛鍊雙腿的骨骼，減少骨質流失。應少做大幅度的運動，如彎腰、跑步等。

健康小知識

改變行走路線

不要經常走同樣一條路，不妨繞遠路、看看周圍環境，因為氣候、季節的不同，而有不一樣的變化。有時不妨停下腳步好好觀察，說不定會有新發現。

第2節 走路防止骨折

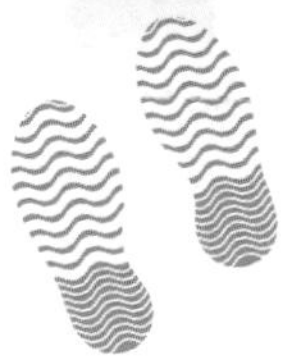

《美國醫學會雜誌》曾發表了一份研究報告，哈佛大學公共衛生學院的一個研究小組對6.1萬多名40歲至77歲的婦女進行了調查。調查顯示，經常步行、慢跑或做等量運動的婦女在以後12年中罹患髖骨骨折的可能性要小許多。

骨質疏鬆中最為嚴重的結果是髖骨骨折，而據一項最新研究顯示，每週步行4小時的女性，其罹患髖骨骨折的危險可減少40％。這項研究結果對那些不願採用激素替代療法，卻又找不到好的治療方法的婦女來說會是個很好的消息。

因為研究發現，每天走路1小時或每週慢跑3小時可以產生與激素治療相同的預防髖骨骨折的作用。該研究顯示，步行和慢跑等負重運動能夠延緩骨質疏鬆。

研究人員說，步行是最普通的鍛鍊方式，也是降低骨折風險的最合適的活動，激素替代療法雖然能夠減少骨質疏鬆的危險，但它有可能引發心臟病和某些癌症。不管纖瘦或肥胖的女性都可以透過增加活動量來預防骨折。

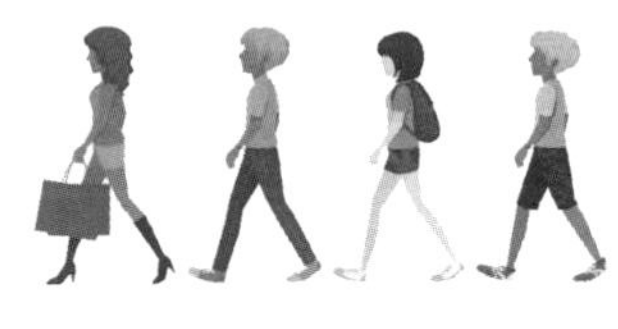

經過多年的研究發現，經常進行慢跑和步行的交替運動可有效地防止骨折。日本千葉大學醫學部講師後藤澄雄就曾做過相關的研究，他將三個長跑團體中的41人與年齡相當而不經常運動的86人一起進行了腰椎、股關節、膝關節及手腕等活動部位的骨質密度的比較，發現經常參加長跑或步行運動者的膝蓋骨比不參加運動者要強壯許多，而在骨質密度上也高出14%～40%，而且，經常外出進行走步運動者的骨質狀態也十分理想，基本上相當接近20歲左右的年輕人。他表示：「走路不僅可以鍛鍊肌肉，還能增強骨骼。研究顯示，婦女在20多歲時有規律地進行鍛鍊並且適量攝取鈣質，在70多歲時罹患骨質疏鬆症的機率就少了30%。」

因此，後藤澄雄認為：如果男士們能夠堅持每星期平均行走距離多於慢跑距離的話，那麼他的骨質密度就會增高；對女士們來說，則需要快步走的距離多於散步的距離時，骨質密度才能相對提高；而對老人來說，在進行走路運動的時候，則應掌握交替方式的適度，具體做法是以慢速開始，然後再逐漸加快速度至急行的速度。以兩分鐘急行、一分鐘慢行的模式交替轉換速度。不要太快也不能太慢，這樣才能有效地提高骨質密度，預防骨折的發生。

對容易骨折的女性來說，如果能進行適度的陽光疾走運動，那麼，就可以促進體內的血液循環，增強人體新陳代謝和免疫功能。接受適量的紫外線照射能促進維生素D的合成，維生素D有助於骨骼和牙齒的健康，調節身體中的鈣、磷代謝。

另外，在生活中，老人應適度增加自己步行的機會，如買菜、購物時多走路，不坐汽車、不以自行車代步，爬樓梯、不搭電梯等；40歲以上的人則要避免做劇烈運動及運動過度，對女性來說也要防止女性月經不正常，增加骨質流失，在進行走路運動前，應做些適當的暖身運動，運動時，若發現筋骨有任何異樣時，就要馬上停止運動；對青少年來說，要防止骨折，那麼就應該從中學開始，每天至少進行一小時的快走運動，那麼就有益於骨密度的增加，進而防止骨折。

健康小知識

去圖書館看報紙

如果你家距離圖書館不是很遠的話，可以每天到那裡看看新的報刊，如果去太早了，就在附近轉一圈，這樣，也可以完成每天步行鍛鍊的目的。

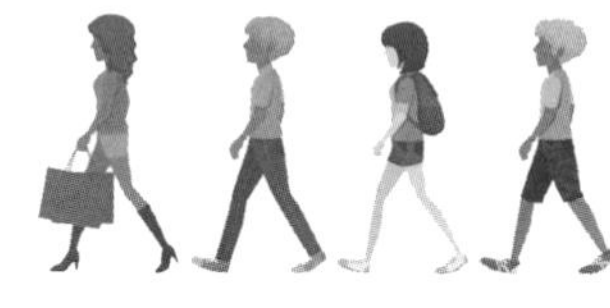

第3節 倒退走路防腰椎間盤突出

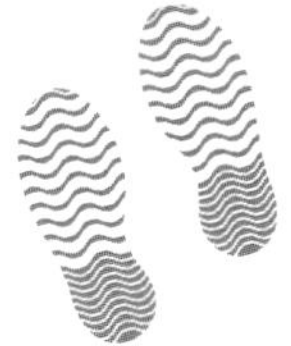

腰椎間盤突出症是較為常見的疾患之一，主要是因為腰椎間盤各部分（髓核、纖維環及軟骨板），尤其是髓核，有不同程度的退行性改變後，在外力因素的作用下，椎間盤的纖維環破裂，髓核組織從破裂之處突出（或脫出）於後方或椎管內，導致相鄰脊神經根遭受刺激或壓迫，從而產生腰部疼痛，一側下肢或雙下肢麻木、疼痛等一系列臨床症狀。

想要預防腰椎間盤突出，除了平時要有良好的坐姿，睡眠時的床不宜太軟，長期伏案工作者需要注意桌、椅高度，定期改變姿勢，定時伸腰、挺胸活動等等，尤其要注意腰背肌鍛鍊，以防止失用性肌肉萎縮帶來不良後果。而倒退著走則是非常好的預防方法。

李天浩的工作和很多年輕人一樣想要天天面對著電腦，但是當他的同事不是抱怨頸椎痛就是腰痛時，他卻安然無恙，問起他的健康祕訣就是倒退著走。李天浩是某健身俱樂部的會員，在健身房，跑步機則是最常見的鍛鍊器材，它以不同功能分為高、中、低三種檔次。跑步機可以依據不同需求，進行行走、慢跑、快速跑；平地、上下坡等調節，但均以正常的正面使用為主。然而他使用跑步機的方法和其他人不太一樣，他是倒著跑的。

平時我們的走路或跑步時，都是首挺胸、闊步向前，正面行走時，保持平衡可謂是小事情。然而，由於人後腦勺「不長眼睛」，倒着走，無論方向，還是平衡都很成問題。為了訓練倒着走的方向感和平衡能力，倒着使用跑步機，就成了李天浩的獨特鍛鍊方式。他也因為這個「倒行逆施」，很好地預防了腰椎間盤突出。

確實，倒走有很多益處，現代醫學研究證實，倒走可以鍛鍊腰脊肌、股四頭肌和踝膝關節周圍的肌肉、韌帶等，從而調整脊柱、肢體的運動功能，促進血液循環。

「倒退行走」是人體的一種反向行走運動，它消耗能量比散步和慢跑多得多，對腰臀、腿部肌肉有明顯的鍛鍊效果。後退行走時，動作頻率較慢，可自行調節步伐，體力消耗也不大，這項活動很適合那些不宜做劇烈運動的人採用（如體弱者、冠心病及高血壓患者等）。如果在其他運動完畢後再後退走還有助於調節心情和促使身體疲勞的自然恢復。

需要注意的是，倒走在室內或室外皆可進行，但人多車多的地方、低窪不平的路上卻不宜行走，以免摔倒，尤其老年人更應注意安全。

建議最好在平整的跑道上進行，在跑道上鍛鍊時從直線的50公尺處開始到一個彎道的長度為宜，路線太長則很容易使人疲勞，效果反而達不到預期的效果。

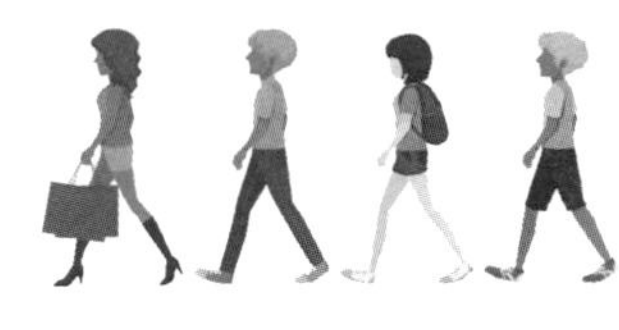

倒走要領：走時膝蓋不要彎曲，倒走時，雙腿要用力挺直，膝蓋不能彎曲，這種方式會增加膝關節、股肌承受重力的強度，進而使膝關節周圍的肌肉、韌帶、股肌都得到鍛鍊。步子要均勻而緩慢，雙手握拳，輕輕地向前後擺動，挺胸並有規律地呼吸。每天堅持200～400步，可收到意想不到的鍛鍊效果。倒走同時還能鍛鍊踝關節和足跟骨，因為在倒走時腳尖是虛著地，這樣力量基本上壓在踝關節和足跟骨上，使這些部位也得到鍛鍊。

另外，這裡介紹一些腰椎間盤突出症恢復期的自我鍛鍊：

1、仰臥抬起骨盆：仰臥位，雙膝屈曲，以足和背部做支點，抬起骨盆，然後慢慢落下，反覆20次。該動作能矯正下骨盆前傾，增加腰椎曲度。

2、抱膝觸胸：仰臥位，雙膝屈曲，手抱膝使其盡量靠近胸部，但注意不要將背部弓起離開床面。

3、側臥位抬腿：側臥位，上側腿可伸直，下側膝微屈，上側腿側抬起，然後慢慢放下，反覆數１０次。

4、爬行與膝觸肘，雙膝及上肢撐起俯臥：腰部放鬆慢慢下沉，重複10次後，一側下肢伸直，屈膝使其盡量觸及同側肘關節，重複15次。

5、直腿抬高：仰臥位，將雙手壓在臀下，慢慢抬起雙下肢，膝關節可微屈，然後放下，重複15次。

6、壓腿：坐在床面上，一膝微屈，另一下肢伸直，軀幹前傾壓向伸直的下肢，然後交換成另一下肢。此動作也可在站位進行，下肢放在前面的椅背上。

7、膝仰臥起坐：仰臥位，雙膝屈曲，收腹使軀幹抬起，雙手觸膝。

健康小知識

預防腰間盤突出的重點

腰椎間盤突出症是在退行性變基礎上積累傷所致，積累傷又會加重椎間盤的退變，因此預防的重點在於減少積累傷。

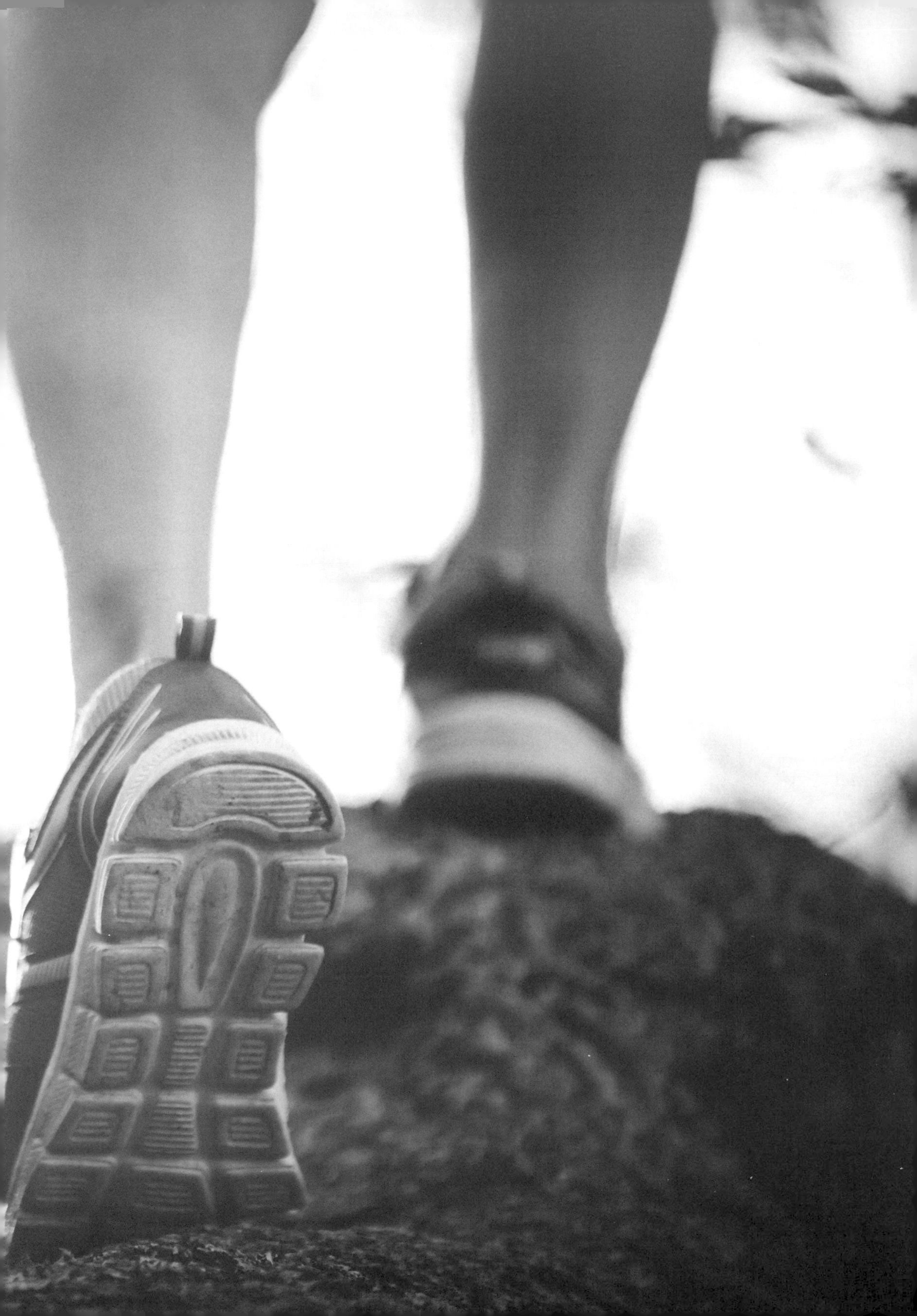

第八章

讓流感在走路中消失

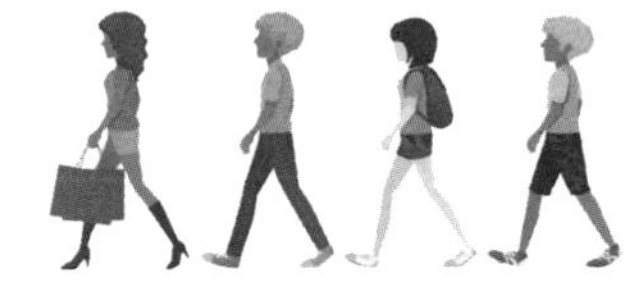

在很多人眼裡，流感是屬於不值一提的小病，根本不重視。其實，每年死於流感的人不計其數。據世界衛生組織（WHO）發佈的公告，全球每年流感病例為6～12億例，死亡50～100萬人，其中重症流感病例300～500萬例，重症流感的病死率為8％～10％。讓人意想不到的是：走路，卻是抵制和預防流感的「天然流感疫苗」。

第1節 感冒真的是小病嗎？

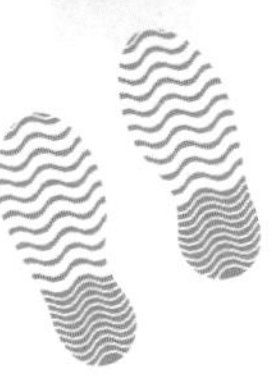

流感最顯著的特點是突然爆發，迅速蔓延，並有一定的死亡率。流感病人及帶病毒者是流感的主要傳染源，由空氣飛沫傳播。其臨床特徵為突然高燒、發冷、頭痛、乏力，全身中毒症狀較重，體溫可達攝氏39～40度，一般2～3天後退燒。有些病人也常有噁心、嘔吐和腹瀉等胃腸道症狀。

由於流感使得機體抵抗力下降，易受細菌併發感染。常見併發症如肺炎、心肌炎等。致死原因常見於併發症，特別是幼兒、老人和體弱或患有慢性病的人。它可降低人體的免疫能力，引起其他疾病，如咽喉炎、鼻竇炎、中耳炎、支氣管炎和肺炎，甚至膿胸、肝膿腫、心包炎和骨髓炎等，透過變態反應還可引起心肌炎、腎炎和風濕熱等。

有資料顯示，約1/3的腦卒中（中風）患者發病前曾有感冒發熱的病史，故感冒常被認為是腦卒中（中風）的主要誘因之一。有嚴重冠心病、肝病、腎病和惡性腫瘤等疾病的患者，感冒會加重病情，甚至導致猝死。

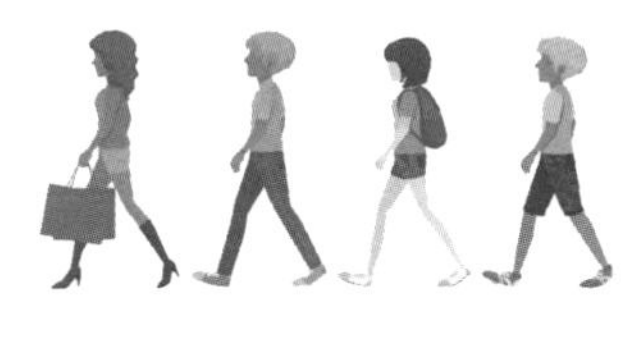

因此，老年人應十分重視感冒的預防，如患了感冒，就應及時休息和治療，切不可草率對待，聽之任之。

流感病毒分甲、乙、丙三型。中國是流感的好發區，流感流行或局部爆發基本上每年都有發生。流感的流行具有一定的季節性。

流感是當前人類還不能有效控制的傳染病，至今對流感尚無滿意的治療方法。不過在日常生活中有很多方法可以降低患流感的機率：

1、**每天飲水不少於2000毫升。**多飲水可促進新陳代謝。不但可以補充人體所需的水，還可以防治上述乾燥症狀的出現，最主要的還可防止內熱的產生。

2、**攝取足夠的熱量。**如果攝取的熱量太少，得流感的機率會升高。女性每天攝取的熱量如果低於1300卡，人體抗病毒能力就會降低。男性每天攝取的熱量不應低於1500卡。

3、**每天吃一把杏仁或葵花子。**杏仁和葵花子都含有豐富的維生素E，而維生素E具有預防感冒及上呼吸道感染的能力。含豐富維生素E的食物還有酪梨、紅花油、松子、番茄醬、棕櫚油、花生醬和麥芽。

4、**打太極拳。**年齡在60歲以上的人每週打3次太極拳，堅持15個星期，白血球水準明顯提高，抵抗流感及皰疹病毒的能力也比原來有所提高。

5、充足的睡眠。缺少睡眠，會使體內的抗病毒細胞大量壞死，這樣，人體就不能很好地抵抗流感病毒。

6、多吃優酪乳。多吃優酪乳或其他富含活性乳酸菌的食品，也可以預防流感。很多研究證明，乳酸菌可以幫助兒童和成人增強免疫力，還能抑制腹瀉、上呼吸道感染及胃潰瘍。

7、每天多走路。每天堅持走路30至45分鐘，身體產生的免疫反應可以持續好幾個小時。因此，愛走路的人在患病的機率要比不願意走路的人低一半。

如今，隨著行走運動的崛起，越來越多的人把行走升級成為預防感冒的「靈丹妙藥」，確實，「生命在於運動」，只要一週能抽出兩天的時間散散步，每次不停地走上半個小時，對於抵禦流感的侵襲也是相當有效的。專家告訴我們，經常走路的人罹患流感的機率比不經常走路的人要小一半。也就是說，經常走路的人抵抗力比較好。

此外，能夠讓人深呼吸的運動對人的身體健康也是很好的。現代人長期坐在電腦前辦公，缺乏適量的運動，抵抗力會變得越來越弱，因此，我們應該在每個小時都騰出五分鐘

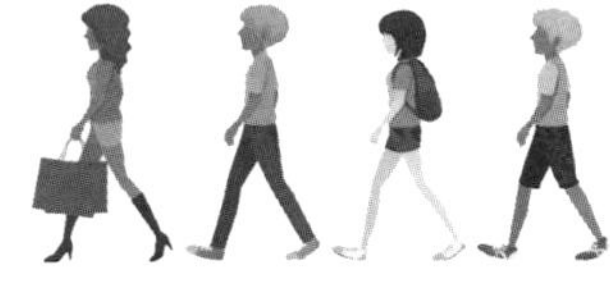

的時間，做一做深呼吸的動作，因為深呼吸能夠促進淋巴循環，淋巴循環又相對地帶動起免疫細胞的活動，進而能夠促使我們的免疫力大幅提高，不至於受到流感的侵襲。

健康小知識

早晨上班多走路，下班也要去散步

每天行走5至10公里是非常好的鍛鍊方法，適合所有人。如果上班太遠，可以走1至2站路再坐車，或早下兩站。

第2節 天然的感冒疫苗

做為中國北方人，宋先生長年忍受著流感的威脅。在以前，稍一不小心就會被傳染感冒，但是，現在卻完全相反，一年到頭，他基本上不曾感冒，偶爾被傳染一次，也不用吃藥，兩天肯定能好。

宋先生覺得有些奇怪，自己的身體變化為什麼會這麼大呢？經過思考，宋先生發現，感冒次數的多寡跟自己的工作有很大關聯。自己以前擔任公司主任，整天坐在那裡，幾乎沒有出過辦公室。而現在則不同了，需要經常外出，大部分時間都在外面奔波，進而在無意間鍛鍊了自己的身體，使免疫功能大幅度提高，才使自己很少感冒。最後，宋先生竟然也總結出了自己的經驗：養成每天快步走的習慣，每天疾走兩次，每次15～20分鐘，那麼，你將擺脫流感的困擾。

為了預防流感，大多數人會選擇到醫院注射流感疫苗，或者服用感冒藥，其實，所有感冒藥都是用來改善感冒症狀的，目前全世界還沒有研製出能直接消滅感冒病毒的特效感

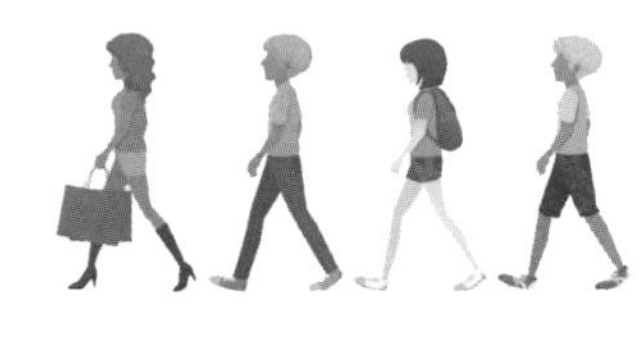

冒藥。不過，中國華中科技大學協和醫院的李洪博士向大家提供了一個不需花錢的「天然流感疫苗」，那就是多喝水、多走路。

「天然疫苗」為什麼這麼神奇?專家解釋說，走路運動可以增強機體免疫系統抵抗疾病的能力，而喝水則能將流感病毒即時透過排便和出汗來排出體外。

根據中國《廣州日報》報導，阿巴拉契亞大學健康與運動學教授大衛·尼爾曼表示：如果每天多走些路的話，就會增強免疫力。每天持續走路30～45分鐘，身體產生的免疫反應可以持續好幾個小時。因此，愛走路的人患病的機率要比不願意走路的人低一半以上。

美國華盛頓州西雅圖 Fred Hutchinson 癌症研究中心的公共衛生科學部，最近在《美國醫學期刊》公佈了一項對 115 名年長婦女進行長達一年的調查研究，研究發現，每天健走45分鐘的婦女，比一週只做一天伸展運動的婦女，感冒的次數少許多，在研究的最後三個月情況更明顯。

負責這項研究的資深研究員伍瑞克表示，進行適度健走運動無疑能夠提高人體的免疫力，因此在面對流感病毒入侵時，不需藉助外力即可擊退，雖然許多婦女後來每天只健走30分鐘，但成功預防流感的效果仍很明顯。因此，他建議人們要以每日健走來提高免疫力，達到預防感冒的目的。不過，他也表示，在運動時應注意適度，如果運動過量的話將適得其反。

另外，在進行走步鍛鍊時，要選擇那些陽光充足、空氣流通的地方。如果是在室內進行的話，則應選擇空氣流通以及有相對消毒措施的地方。而且，在進行走步鍛鍊的時候，也不應過量和過於劇烈，因為，一次過量的運動反而有可能降低免疫力。對非專業的運動者來說，進行長期的適量運動效果，要好於短期過量、過於劇烈的運動。

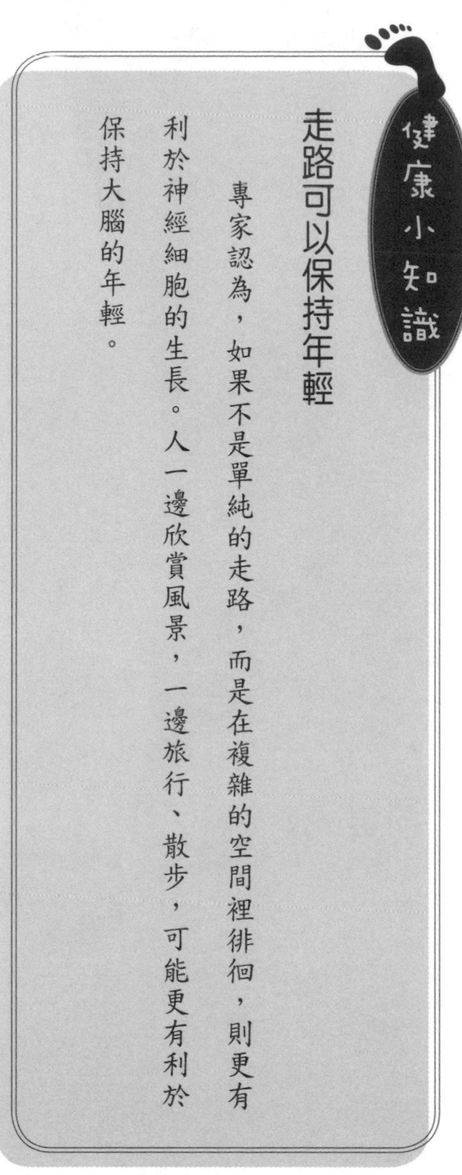

健康小知識

走路可以保持年輕

專家認為，如果不是單純的走路，而是在複雜的空間裡徘徊，則更有利於神經細胞的生長。人一邊欣賞風景，一邊旅行、散步，可能更有利於保持大腦的年輕。

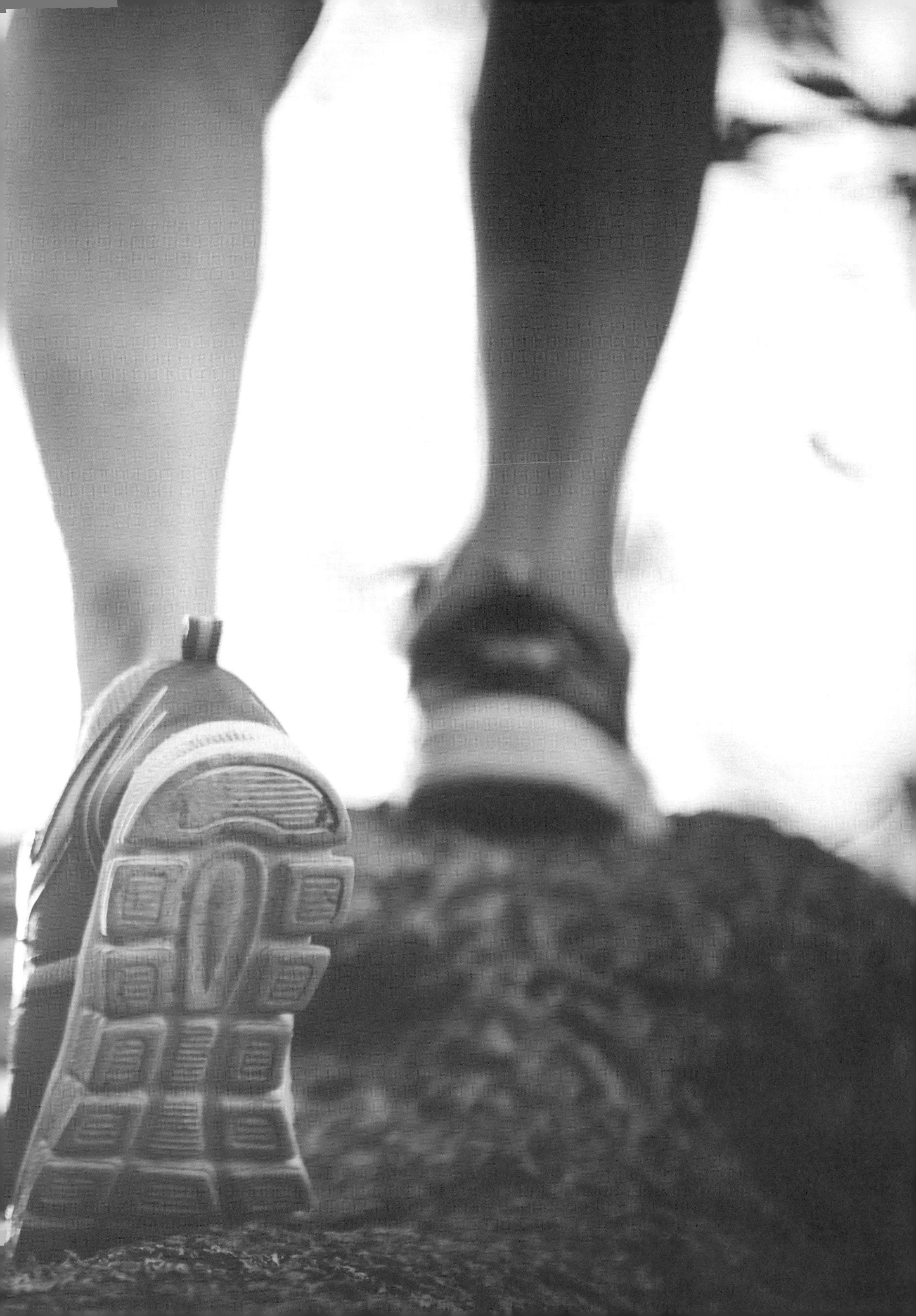

第九章

走路的解「祕」良方

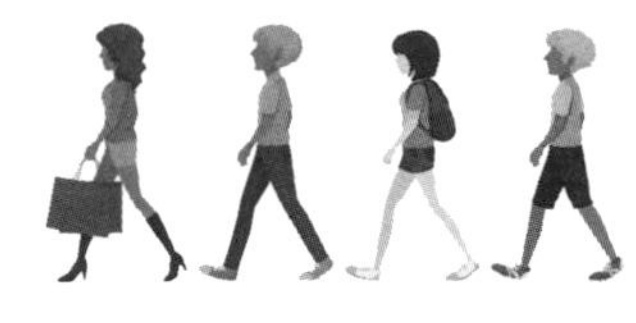

便秘是危害人們身體健康的重要因素，隨著人們飲食結構的改變，患病人群越來越多，它成為誘發心肌梗塞、腦溢血的重要因素，目前，由便祕引起的結腸癌發病率已躍居癌症的第三位……

對於預防和治療便祕，除了多吃膳食纖維、多喝水之外，進行適當的走步運動也是一個非常重要的步驟，它可以促進食物通過胃腸，以解決便祕問題。

第1節 健康從「方便」開始

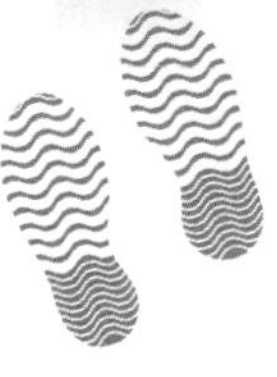

便祕是一種因無法正常排便，使糞便停留在腸腔過久，造成糞便乾硬而無法排便的病症。便祕已經成為越來越多現代人的小毛病，說它小，卻讓人相當困擾。便祕有可能會誘發痔瘡等肛門疾病；堆積在腸胃中，也會產生相當的毒素或致癌物質，更不乏高血壓患者，因為便祕而用力排便，誘發中風或心血管疾病的悲劇。

從幼兒到老人，便祕人群非常廣泛，即使是在懷孕中的媽媽們，也都很容易罹患便祕。在日常生活中，很多人都認為便祕只是小病。其實，它有著很大的危害，除了剛才說的可能誘發的疾病之外，患者的生活品質也會因此而受到嚴重的影響。

長期便祕的危害有：

1、引起肛腸疾患

便祕時，排便困難，糞便乾燥，可直接引起或加強肛門直腸疾患。如直腸炎、肛裂、痔等。

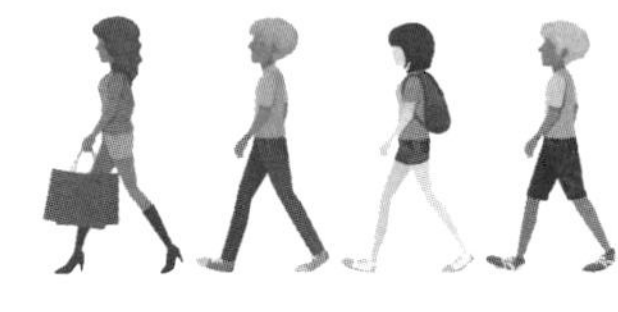

2、胃腸神經功能紊亂

便祕時，糞便滯留，有害物質吸收可引起胃腸神經功能紊亂而致食慾不振、腹部脹滿、噯氣、口苦、肛門排氣多等表現。

3、形成糞便潰瘍

較硬的糞塊壓迫腸腔使腸腔狹窄及盆腔周圍結構阻礙了結腸擴張，使直腸或結腸受壓而形成糞便潰瘍，嚴重者可引起腸穿孔。

4、患結腸癌

可能是因便祕而使腸內致癌物長時間不能排除所致，據資料顯示，嚴重便秘者約10％患結腸癌。

5、誘發心、腦血管疾病發作

臨床上關於因便祕而用力增加腹壓，屏氣使勁排便造成的心、腦血管疾病發作有逐年增多趨勢。如誘發心絞痛、心肌梗塞發作、腦出血、中風猝死等。

6、引起性生活障礙

這是由於每次長時間用力排便，使直腸疲勞，肛門收縮過緊及盆腔底部痙攣性收縮的緣故，以致不射精或性慾減退，性生活沒有高潮等。

7、引發婦科病

易使婦女發生痛經，陰道痙攣，並生產尿滯留、尿路感染等症狀。

8、影響大腦功能

便祕時代謝產物久滯於消化道，細菌的作用產生大量有害物質，如甲烷、酚、氨等，這些物質部分擴散進入中樞神經系統，干擾大腦功能，突出表現是記憶力下降、注意力分散、思維遲鈍等。

以上危害，雖並非所有患者都出現，但足以說明必須在日常生活中加強便祕的預防和治療，將便祕趕走。

現在，有很多人都在進行走步健身，除了一貫注重健身的中老年人之外，我們還可以看到有很多的年輕人也加入了這個行列。清晨或者晚餐後，在廣場或公園這些地方都可以看到很多人大步走、扭著走、舉著手走等等。而其中扭著走的方式則是最新鮮的了，你知道為什麼要扭著走嗎?原來，專家研究顯示，扭著走的運動方式可以治療便祕。

扭著走在行走過程中，可以有效增加一些軀體動作。比如說扭著身體走，會攪動內臟，相當於對胃腸進行了良性按摩，可增強排便功能、防止便祕等。

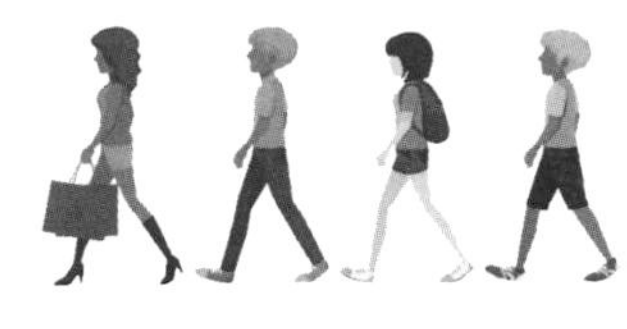

有關專家說，有效地扭著走（有點像競走的姿勢），可以促進排便，防止便祕，特別是對於減少直腸癌的高發會產生一定的作用。

專家說：人的內臟器官在胸腔、腹腔內由極細的網膜懸掛著。平時，當我們坐著或躺著的時候，內臟是極其擁擠地「堆」在一起的，當身體抖動起來時，身體的內臟就會因獲得活動的空間而備感「舒適」。因此，我們在進行大步走的時候，若能再加上一些適當的肢體動作，比如腰部的扭動等，會有效刺激內臟的攪動，相當於「按摩」人體的心、肝、胃、腸等內臟器官，可以有效地預防很多疾病的發生。

健康小知識

快步走和越野行走

快步走和越野行走這兩種方式對上臂都有很好的鍛鍊效果。但需要注意的是，快步走是擺臂幅度必須足夠大，最好擺動到與地面平行的位置；而越野行走則是利用越野杖來達到鍛鍊上肢的目的。

第2節 解「祕」良方

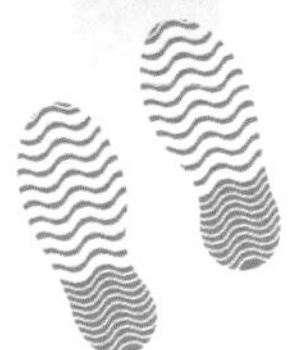

吳先生是在1998年7月進行初診。罹患大便祕結已有6年多了，經常是5～6日大便一次，便時十分艱澀，每次大便都需30～40分鐘，腹部經常脹滿，便後不減。常服通便類藥品，其效果依舊不佳；後又改服中藥，還是不見效果；改服番瀉葉，每次用10g，大便雖通，但瀉如稀水，瀉後肛門墜脹，腹脹更甚，於是停服。如此反覆，殊感痛苦。

在診斷期間，吳先生的症狀是：臉色萎黃，四肢乏力，納穀不香，知飢感不明顯，食後常覺腹脹，自覺少氣、短氣。

其大便形細而質軟，大便雖至肛門，但遲遲不下，雖努力亦無濟於事，便後腹脹不減。舌質淡胖，唇淡，脈濡細。證脈合參，脾虛之候明顯，兼中氣不足，治宜補氣健脾，和胃助運。

吳先生在複診時，醫生用補氣健脾湯治療，囑其在服藥期間停服一切通便藥，忌服生冷、油膩；若腹脹不適，用熱水袋溫敷，或以兩手擦熱，揉摩腹部，並讓其進行散步鍛鍊。

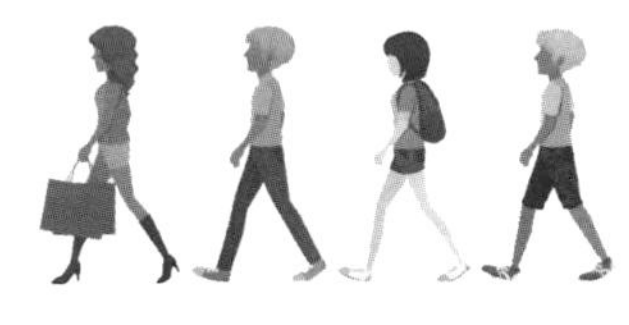

經過一週左右的治療，吳先生情況逐漸好轉。大便1週2次，形略轉粗，質仍軟，但能順利而下。

在半月之後，吳先生的大便間日一次，便形已粗，質轉硬能順利而下，且腹部亦不脹滿。患者頗為欣喜，同時飲食有增，臉部亦有華色。因此，吳先生每次和人聊天時，都會忍不住地感嘆道：「怎麼也沒想到，散步還有這麼大的好處呢！」

其實，防止與治療便祕，除了多吃膳食纖維、多喝水之外，進行適當的走步運動也是一個非常重要的方式。就像孕婦在產前，如果能夠進行適當的走路鍛鍊，那麼，不僅可以增進孕婦生產時所需要的體力以及產道肌肉的彈性，生產時能更有效地減少情緒與肌肉的緊張，幫助縮短產程，使得生產過程更加順利。而且還可以促進血液循環、刺激腸蠕動，達到預防便祕的效果。

對便祕患者來說，要多做走路運動，進而刺激腸胃的正常蠕動，也可以讓身心壓力得到緩解，提高排便能力，預防便祕。

具體來說，預防便祕的運動有：

☆散步：可以在早晨或晚餐後到社區附近做些適當的散步活動，它可以增加腹壁肌肉和其他排便肌肉的收縮力量，產生預防便祕的作用。

☆走步鍛鍊：如果每天能定時競走20分鐘的話，對於預防和治療便秘也有幫助。在進行競走的時候，可以連帶一些甩手、扭腰等動作。而且，還可以把運動融入日常生活中，上、下樓的時候多走樓梯、少搭電梯也可以達到目的。

如果爬樓梯過於困難的話，在家裡抬高大腿走動也可以，只要能夠促使大腿的肌肉運動，都可以達到預防便祕的效果。這樣做也可以促進體內食物的消化，加速新陳代謝，刺激腸胃的蠕動，使大便不至在體內停滯時間過長，形成引發疾病的毒素。

在搭公車抓住吊環時，等待紅綠燈時，坐在辦公室時，無論何時何地，都可以扭動身體，進行刺激腹部運動。

慢跑、勤翻身、腹部按摩等方式都有預防便祕的效果。如做腹部按摩可從右下腹開始向上、向左，再向下順時針方向按摩，每天2～3次，每次10～20回，效果甚佳。

實際上，任何形式的定期運動皆有益於緩解便祕，但專家最常提到的是走路。走路對孕婦尤其有幫助，許多孕婦因胎兒的生長而影響腸子的蠕動，進而導致便祕，而專家建議任何人（包括孕婦）想預防和治療便祕，那每天就應該步行20～30分鐘。

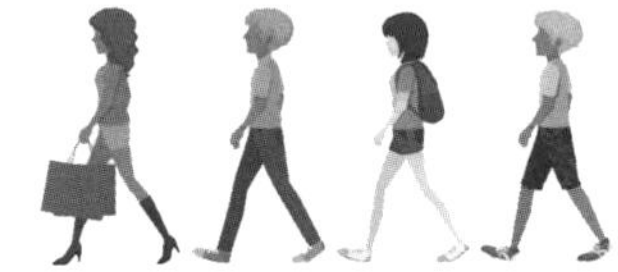

健康小知識

蹬腿走路法

在每次腳要向前邁步時，如果能用腳先蹬一下再邁出，左右腳交替進行，可促進腿部血液循環。

第3節 走一字步緩解便祕

一說到運動，很多人自然而然地會認為那些能讓人流很多汗、喘粗氣的活動才是運動，其實這是對運動的誤解。現實證明，無論在哪個國家哪個地方幾乎沒有人透過跑步得以長壽的，從醫學角度來講，35歲以前可以透過跑步來強化心臟和肌肉，但是此後諸如跑步等「喘氣運動」只會給身體帶來負擔從而損害健康。而行走運動則是最健康的運動方式。行走的好處往往出人意料，在發達國家行走做為一項運動由來已久，在國際上它也是公認的增進健康的運動方式之一。

因此，生命在於運動，想要身體健康，抵抗力不減，那麼我們就要參與到走路運動當中來。研究發現，走路簡單易行，具有超強的強身功效，特別是對便祕也有著特殊的療效。

據統計，中青年便祕發生率為1%~5%，而老人為5%~30%。人上了年紀，飯量和活動量明顯減少，腸蠕動減慢，腸內水分減少，更容易導致便祕。為此有專家說多運動是改善便祕的良好途徑，有研究顯示，如果每天走500公尺一字步，可以大大減少老人患

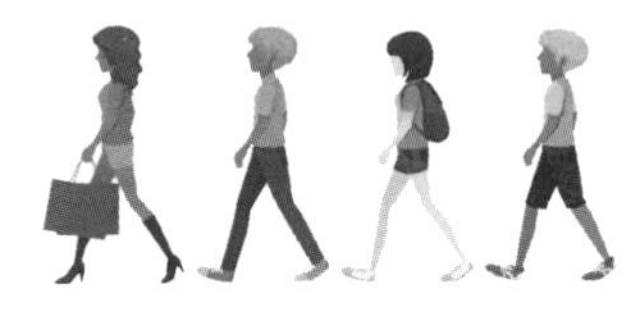

便祕的風險。中國科學院教授楊力就指出，運動本身就是改善便祕的天然處方，走一字步針對性更強。

走一字步也叫走貓步，類似於T型臺上模特兒的走路方式，行進時左右腳要輪番踩到兩腳間中線的位置，這種走路方式會形成一定幅度的扭胯，有助於增加腰部力量，改善盆腔的血液循環，有效刺激內臟，特別是促進腸胃的蠕動，相當於給肝、胃、腸道等臟器做按摩，能夠促進營養的吸收和廢棄物的排出，對防治便祕有比較好的療效。每天走500公尺一字步，並且長期堅持下去，不僅能促進排便，還可預防直腸癌。

當然，具體的運動量還要視個人身體情況而定。身體虛弱的老人注意不可過力，以身體微微出汗而又不感覺疲乏之為度。還要選擇地面比較平整的地方，比如廣場、體育場等，不要在人多擁擠的場所鍛鍊。因為走一字步有擺髖扭胯的動作，走步時要心情放鬆，但也不要心不在焉，避免扭傷腳踝。

一字步的具體走法為：左腳朝前邁出，要踩到兩腳中線位置，腳掌著地的同時向左側扭胯，上身保持放鬆；待左腳踏實後，再提起右腳朝前邁出，方法同上，兩腿輪流。

健康小知識

一字步注意事項

走一字步的運動量不用太大，把其當成每天健走運動的一個環節，走500公尺就夠了。另外，走路時需要注意，擺髖扭胯的動作幅度不要太大，盡量保持身體平衡，以免扭傷腳踝。

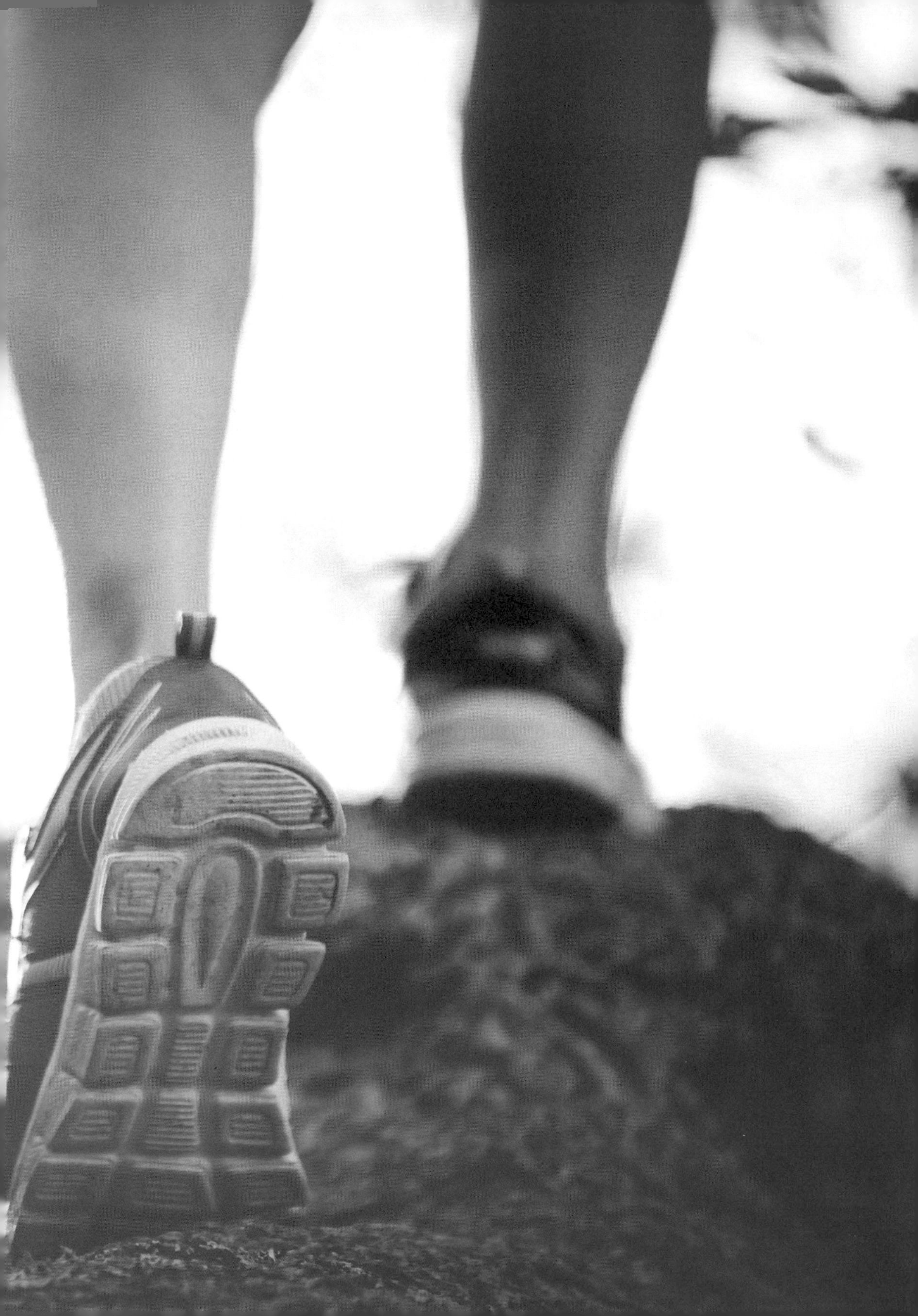

第十章

痔瘡的走路療法

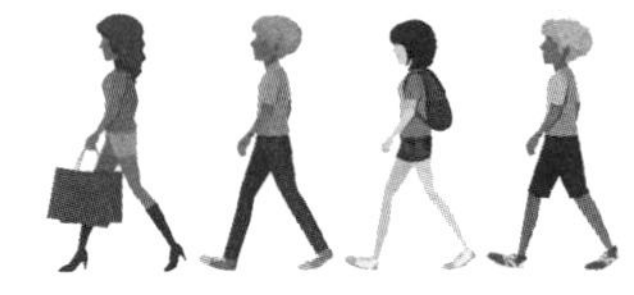

預防痔瘡最好的方式，就是不要讓大便變硬，如此大便容易通過，可降低排便時的擠壓與用力，當有便意時能盡快將腸內的東西排空，走路運動可以軟化大便，使得大便容易通過，進而幫助降低便祕以及用力排便的情形。

第1節 簡單防「痔」法

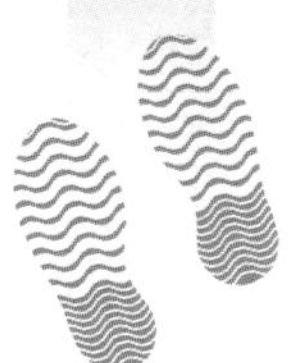

俗語說：「十人九痔。」曾先生是出版社裡的總編輯，他有十幾年的痔瘡史，由於痔瘡導致的大便時出血、痔塊脫出、疼痛、瘙癢等症狀，把他折騰得苦不堪言。他曾經兩次因肛癗住院開刀，但肛門附近靜脈血管眾多、神經敏感度高，即使打麻藥，手術時依然很痛，手術後就更不用說了。痔瘡又是難言之隱，他根本無法對別人開口說出自己的病情，只能憋在心裡，痛苦不堪。

有段時間，每次痔瘡發作他都疼痛難忍，只好一動也不動地躺在床上。有一次，他的痔瘡發作，疼痛難忍，只好臥床休息。不到6歲的兒子問他：「爸爸，您哪裡難受？」他只能苦笑道：「屁股痛！」兒子馬上一副恍然大悟的樣子說：「哦！肯定是你不聽話，所以被媽媽打屁股了！」搞得曾先生哭笑不得。

其實，曾先生的痔瘡還真是因為「不聽話」而引起的。他是做文字工作的，長期伏案寫稿、改稿。醫生曾無數次勸他不能久坐不動，但他根本不聽，依然「以坐為主」。結果，

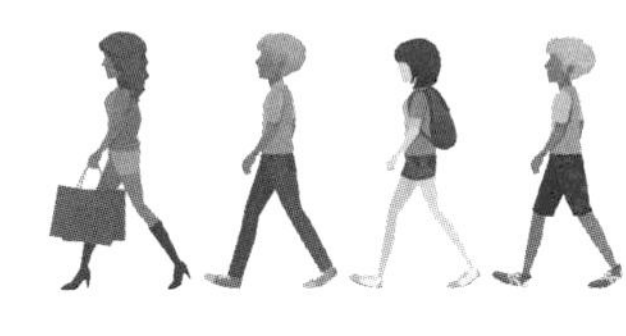

不到兩年，便罹患了痔瘡，而且還有逐漸惡化的趨勢。

大約一年前，樓上有一鄰居有點高血壓，於是便採取爬山降血壓的方式。當時他找到了在休病假的曾先生，說自己一個人去沒意思，希望他能結伴前往。就這樣，他重新開始了學生時代的體能鍛鍊。同時每個星期抽一天的時間爬山，多則十幾公里，少則七、八公里。幾個月後，他的痔瘡奇蹟般地不再發作了。他不禁有些懷疑，自己十幾年的疾病，竟然就這樣不吃藥、不動刀的給治好了？於是，他就去問醫生，直到醫生明確地回答他之後，他才完全放下心來。

從此以後，凡能走路的，他絕不騎車，凡能騎車的，他絕不坐車。至於爬山運動，更是每週一次，風雨無阻。與按摩、提肛等相比，到郊外踏青，既能夠鍛鍊身體，又是對痔瘡頑疾的「主動出擊」，確實是有效、有趣的防痔大法。

痔瘡是一種慢性疾病，是肛門直腸底部及肛門黏膜的靜脈叢發生曲張而形成的一個或多個柔軟的靜脈團，包括內痔、外痔和混合痔。痔瘡產生的原因是因為排便時持續用力，造成此處靜脈內壓力反覆升高而形成靜脈腫大。如果患有痔瘡，肛門內腫大扭曲的靜脈壁就會變得很薄，因此排便時極易破裂，造成出血和疼痛。內痔是長在肛門管起始處的痔，如果膨脹的靜脈位於更下方，幾乎是在肛管口上，那這種曲張的靜脈就叫外痔。外痔有時會脫出或突現於肛管口外，但這種情形只有在排便時才會發生，排便後它又會縮回原來的位置。無論內痔還是外痔，都可能發生血栓。在發生血栓時，痔中的血液凝結成塊，進而引起疼痛。

內痔早期主要的也是唯一的症狀就是無痛性便血，特點是間斷性便血，色鮮紅，或附於大便表面，或衛生紙染血，也可呈點滴狀或噴射狀出血，若長期便血會引起貧血；內痔進一步發展，排便時會有痔核脫出，輕者便後自行還納回肛門，重者需用手上推還納。當內痔脫出沒有即時還納時，會出現嵌頓水腫、血栓形成、潰瘍或感染，將有劇烈疼痛。外痔一般無任何症狀，偶有肛門墜脹不適，但當出現血栓、水腫時則會疼痛。混合痔則具備內痔、外痔的共同特點。此外，肛門異物感、污染內褲、局部瘙癢也是比較常見的症狀。雖然對一般人而言，痔瘡並不可怕，也不會造成其他嚴重的危害，但它所帶來的疼痛與麻煩也是十分擾人的。一般來說，婦女在妊娠期時，由於盆腔靜脈受壓迫，妨礙血液循環，因此常會發生痔瘡，而許多肥胖的人也會罹患痔瘡。

上世紀70年代中國曾做過一個肛腸疾病的流行病學調查，結果發現，60%的人患有直腸疾病，而這些病人中痔瘡就佔87%，可見痔瘡的確是高發病。根據瞭解，痔瘡的發病與遺傳、年齡有關，但最主要的原因還是不良的生活習慣。現代人吃辣、喝酒、久坐或久站

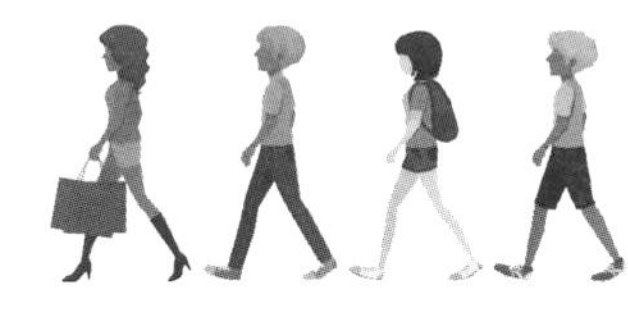

以及大便時看書等不良習慣都會導致肛門局部持續充血，引發痔瘡；精神壓力大、低纖維飲食、不愛運動等也會引起便祕，便祕又會直接導致和加重痔瘡。

痔瘡雖然不會危及生命，但是如果不積極治療，症狀持續存在，會嚴重影響人的生活品質。下面給大家介紹幾項治療痔瘡的運動，以供大家參考：

1、單足站立

肛腸病專家經過長期觀察，發現跛足的人罹患痔瘡的極少。他們認為，是因為跛足者走路時的特殊姿勢，靠臀部力量出力所致。臀部與下腹肌肉的一張一弛，就能促進肛門直腸周圍的血液循環，減輕痔靜脈叢內的壓力，對防治痔瘡具有意想不到的作用。所以，專家們提倡人們每天抽出20分鐘來進行單腳跳躍或單腳站立，通常半個月以後，病症會有不同程度的減輕。

2、俯身爬行

醫學專家們發現，四肢爬行的動物從不長痔瘡。這是因為爬行動物的肛門直腸與心臟處於同一水準線上，靜脈血回流暢行無阻，故而不會發生痔瘡。他們主張痔瘡患者每天早晚各爬行 150 公尺，在15分鐘內爬完，不久後，痔瘡可望減輕，如堅持下去，則可以獲得痊癒。

3、收縮肛門

在進行走路運動的同時，如果能夠將肛門肌肉群用力收縮的話，可產生擠壓作用，能加速靜脈血的回流，進而使痔瘡的症狀逐漸減輕，不再發作，最後萎縮乃至全部消失。而且，這種方法隨時隨地都可以練習，在吸氣時用力向上提縮肛門，呼氣時慢慢放鬆，每天進行2～3遍，每遍20～30次。

4、踮腳運動

根據測定，走動時雙側小腿肌肉收縮，每次擠壓上回的靜脈血量，大致相當於心臟每次搏動所排出的血量，故雙腳被稱為人體的「第二心臟」。痔瘡患者每天早晚進行走路運動的前後，可有意識地做踮腳運動。即雙腳併攏著地，用力踮起腳跟，然後落下。重複幾十次，以加速下部靜脈血的回流，使痔瘡症狀減輕與消失。鍛鍊須在痔瘡急性症狀消退後進行。

5、踮足收肛

採站立姿勢，雙手叉腰，兩腳自然張開，踮起足尖，同時肛門上提，持續5秒鐘，還原。重複10～15次。

除此之外，平時還應注意糾正不良生活習慣，消除致病因素，不要久坐、久站、久蹲

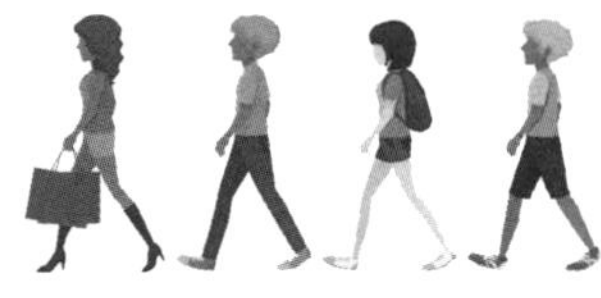

等，才能收到預期的效果。沒有痔瘡的人，如能堅持上述鍛鍊，也可以預防痔瘡的發生。

健康小知識

走路要達到五通

1、氣通，就是呼吸勻稱。

2、血通，就是血脈暢通。身體的各個部位由冷到熱，由僵到柔，由笨拙到協調，由慵懶到輕鬆。

3、水通，人的物理活動是在水的參與下進行的。人體70%都是水。水通就是出汗。

4、神通，就是神經通。神經是人的感官，痛則不通，通則不痛。它就像現在的電腦網絡一樣，通往身體各處。

5、感通，就是人和環境的溝通。人在自然中，感受和沒感受是不一樣的。要用心去感受自然，品味自然。

第2節 走著，走著，「痔」好了

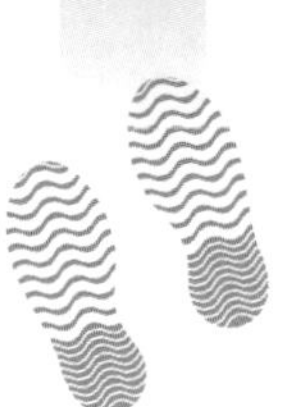

俗語說「十人九痔」，可見痔瘡發生率很高。現代生活中，罹患痔瘡的年齡越來越小，年輕痔瘡患者呈逐步上升趨勢。痔瘡給患者的生活帶來了很大的影響，不僅影響工作還影響心情，那麼在日常生活中我們應該如何來預防痔瘡呢？

江先生曾有十幾年的痔瘡「病齡」，近年來，沒吃藥沒動刀，卻消除了痔瘡。他的方法很簡單：走路和爬山。

江先生說：「我罹患痔瘡已經有十幾年了，的確，人們都說『十人九痔』，沒什麼大不了的，但我還是礙於面子，總不願去醫院看病，而是從藥房買點藥『自療』。結果，肛門出血問題越來越嚴重，有時候蹲下或放個屁，血都會噴出來。家人一邊開我的玩笑說『你該穿紙尿褲了』，一邊督促我趕快去醫院治療。可是由於種種原因，我一直沒去醫院。近年來，我沒吃藥也沒動刀，卻消除了痔瘡。若論訣竅的話，我的訣竅就是走路，我幾乎每個星期都會抽出一天的時間出去進行走步運動。幾個月之後，我的痔瘡便奇蹟般地好了，

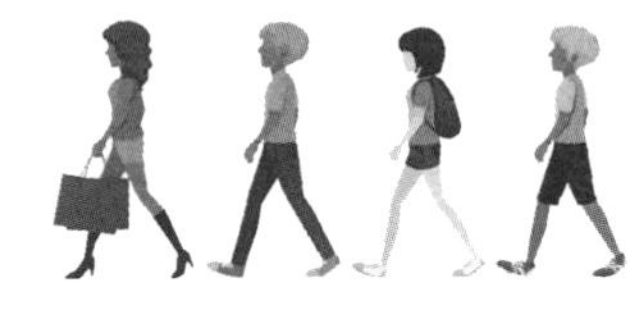

再也沒有發作過。至於爬山運動，更是每週一次，風雨無阻。與按摩、提肛等相比，到郊外遠足，又是對痔瘡頑疾的「主動出擊」，確實是有效、有趣的防痔大法。於是，我就向醫生諮詢，醫生說長期坐在辦公室裡的人，多走路的話，就能減低靜脈壓，防止肛周疾病，所以，你們也看到了，我現在幾乎很少坐在辦公室裡，總會到廠房和同事們一起工作，多鍛鍊一下身體。而且，現在的我總是盡量多走路，自行車、汽車等，我都是能免則免。」

確實，針對痔瘡，最簡單有效的治療方法就是走路。痔瘡的發病率很高，痔瘡患者經手術治療或其他療法治療後，復發率亦較高。究其原因，除了治療不徹底外，不注意預防痔瘡的發生，也是重要的因素。因此，進行長期的走步鍛鍊，是十分重要的。

另外，要養成良好生活習慣，包括：生活規律，定時排便，多吃青菜水果及粗纖維食品，少吃辣，多運動，調整心態，減輕精神壓力等。

健康小知識

減少關節負荷

在進行走路運動時，要求上身平穩，走的時候腳跟要離地，著地的時候膝蓋微微彎曲，要有一隻腳始終著地，這樣關節負荷量要比慢跑的時候減少40%。

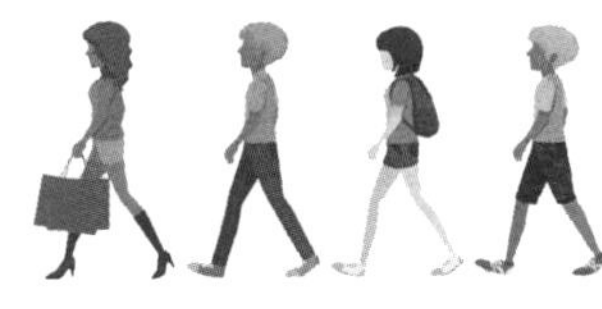

第3節 腳尖走路和痣說再見

大家都知道痔瘡是一種高發疾病，特別青睞於久坐的辦公室一族，而一談到痔瘡的治療也是人人色變。

每當看到那麼多的痔瘡病人做完痔瘡手術後，坐都不能坐，魏剛很恐懼，心想我得了痔瘡，寧願忍著，也不願去動手術。俗話說得好「說曹操，曹操到」。魏剛這段時間被痔瘡給盯上了。

魏剛是ＩＴ行業的精英，每天坐在電腦前，在他人眼中很多人都很羨慕這樣的工作，收入高，又不用風吹雨淋，其實也只有他自己知道其中的辛酸，長期的久坐和平日吃香喝辣的應酬，一不小心他也得了痔瘡。得了痔瘡的痛苦只有得過的人才能體會，什麼叫坐如針氈，什麼叫有苦難言，真是最真實的體會，這對他的工作、生活、學習來說煩惱多多，苦不堪言。

偶然魏剛得知公司的一位同事也曾得過痔瘡，像遇見知己般向他討教治療之法，畢竟想早日擺脫痔瘡的困擾。同事挺好，告訴他如何治療，如何食療等減輕病痛。他還特地向小魏傳授了一個「祖傳土方」，經過近一年時間的「活學活用」，果然收效顯著，他不僅告別了痔瘡之苦，而且身體也步入了健康發展的良性軌道。

其實這個「祖傳土方」很簡單，只要每天早晚兩次在家中練習用腳尖走路即可。腳尖走路就是足跟提起完全用足尖走路，可促使腳心與小腿後側的屈肌群緊繃度增強，可以鍛鍊屈肌。從經絡角度看，還有利於通暢足三陰具有調和肝腎、疏理肝脾的功效。它利於提肛收腹，又使肛門靜脈瘀血難以形成痔核，從而避免了痔瘡，又防止了脫肛，可謂一舉兩得。不過所有的祕方啊，絕招什麼的，都得長期的堅持，不堅持的話，都是是很容易復發的。

另外，踮腳本身就有很多好處。很多男士小便後經常有寒顫的反應。專家解釋說這是因為解小便後，人體內的毛孔或毛細血管鬆弛了，完全處於無防備的狀態。此時，如果稍不留意，便易患感冒或者患皮膚病、風濕病等，中醫學稱之為「表氣破於邪」。男士踮起腳尖小便，則可起到一時強腎的功能，因而能連帶地達到強精的效果。男人是這樣，女人則坐蹲的同時，把第一腳趾和第二腳趾用力著地，踮一踮，抖一抖，也可起到補腎利尿的效果。

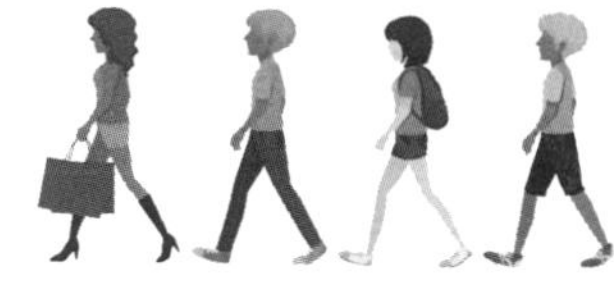

踮腳走路的具體方法是：雙腳走路時，雙雙抬起腳後跟，只用雙腳尖走路。早晚兩次在家中各走10個來回（約100公尺左右），且持之以恆，堅持不懈。

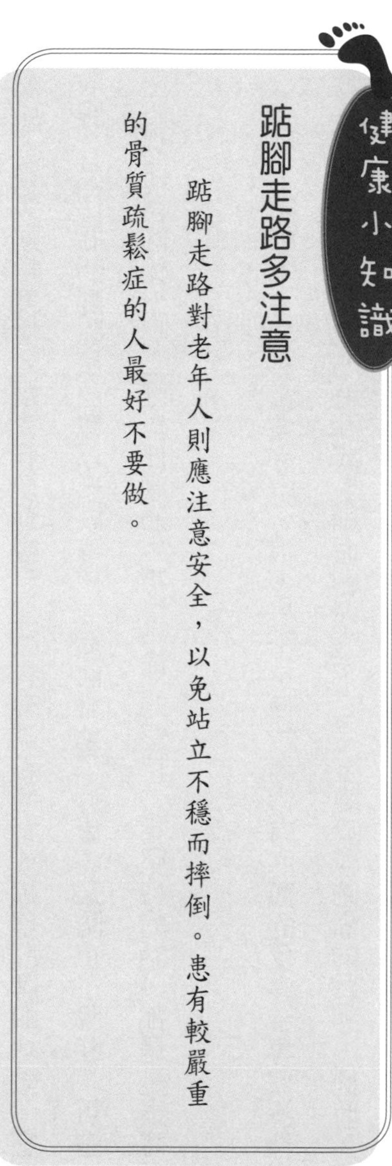

健康小知識

踮腳走路多注意

踮腳走路對老年人則應注意安全，以免站立不穩而摔倒。患有較嚴重的骨質疏鬆症的人最好不要做。

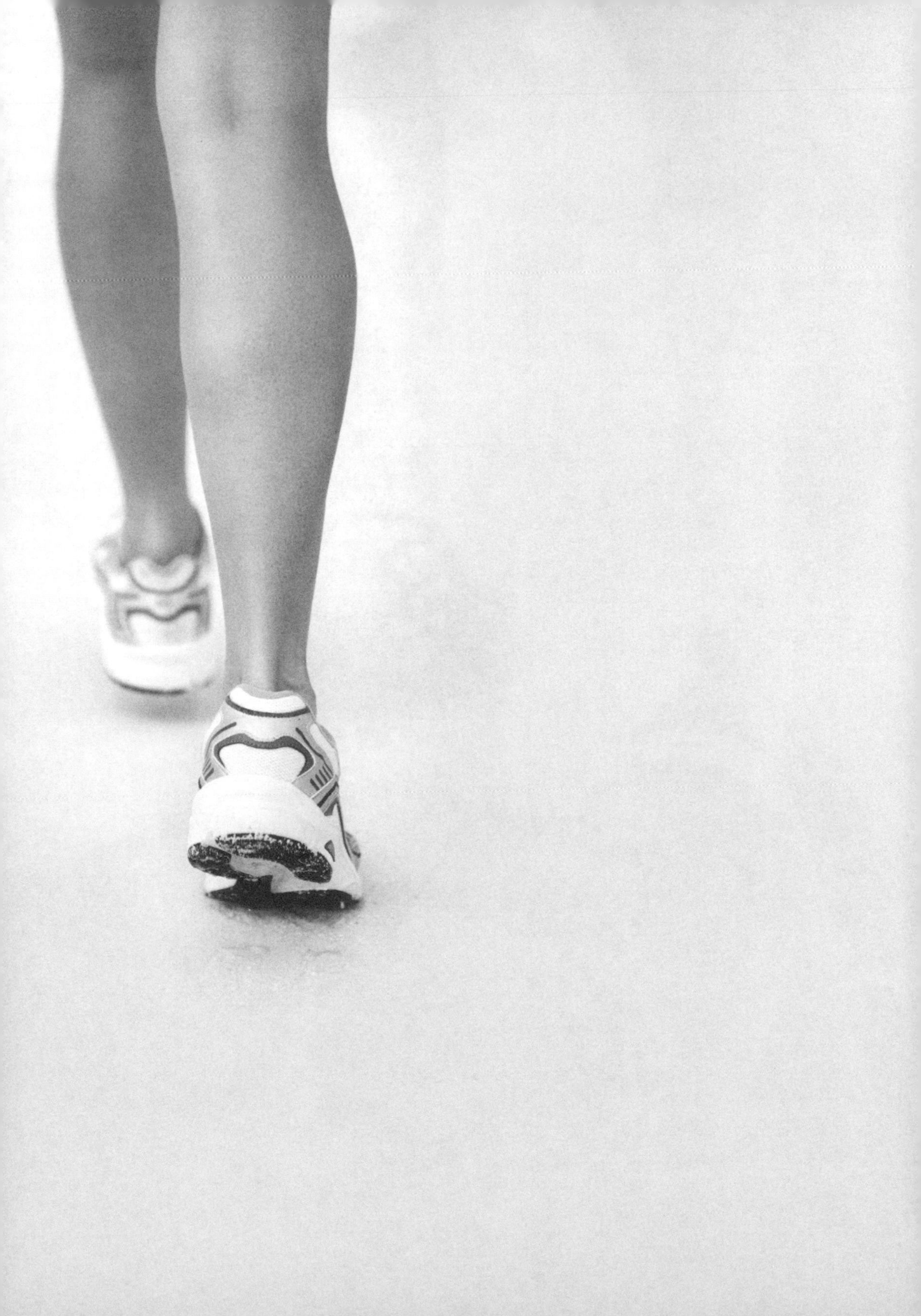

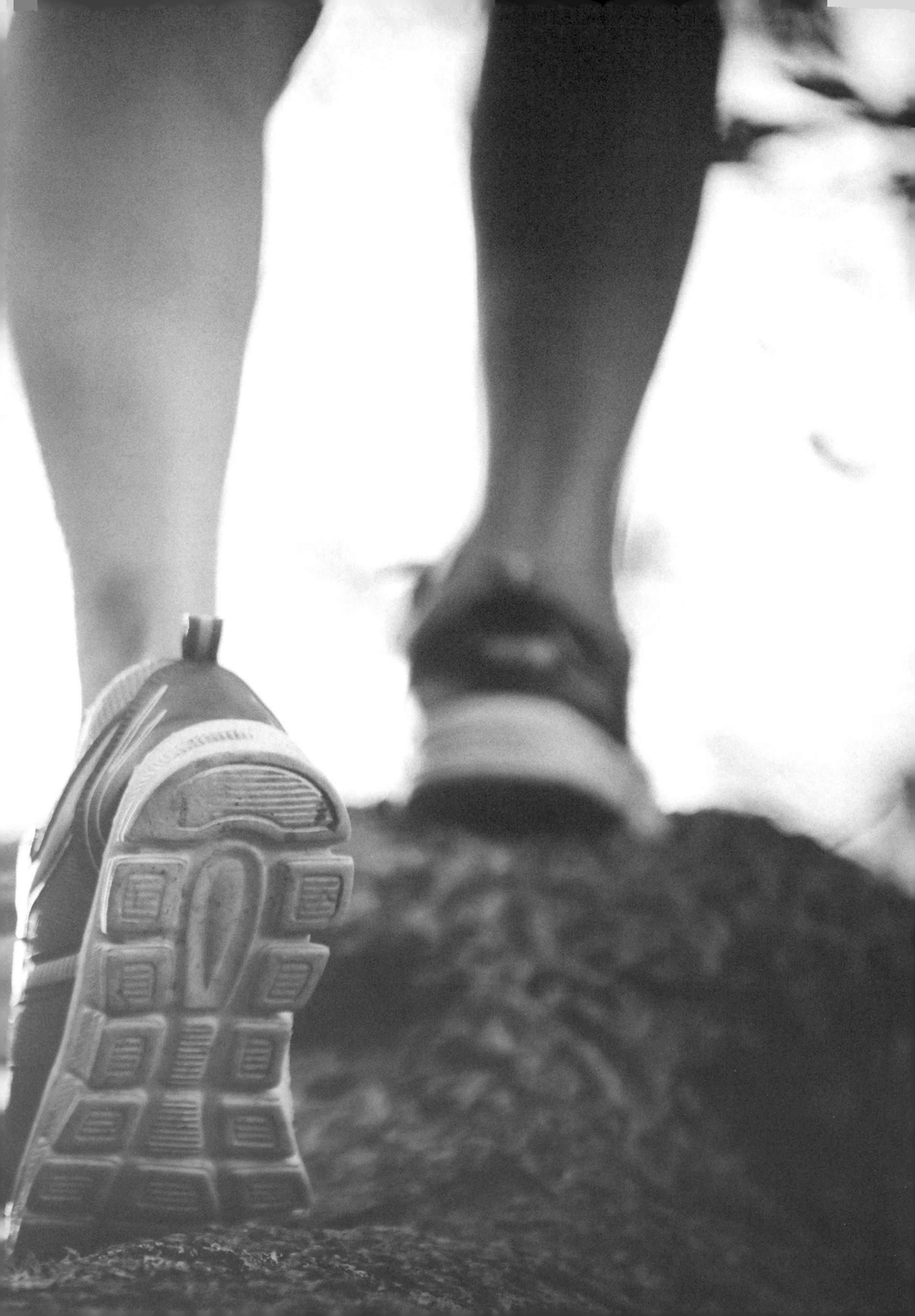

第十一章

「壞膽固醇」的剋星

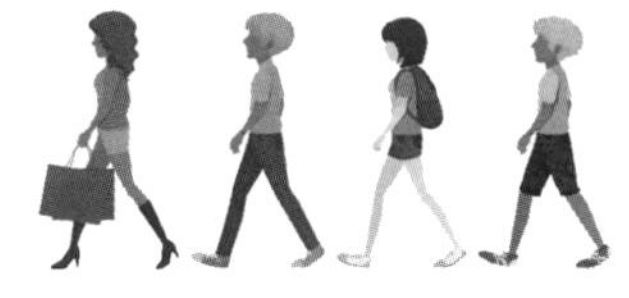

在透過對1645名65歲以上老人的4.2年前瞻性研究發現：與每週步行少於1小時的老人相比，每週步行4小時以上者，其心血管疾病住院率減少69%，病死率減少73%。步行應成為中老年人良好的保健運動，是心血管疾病有效的預防措施。

第1節 「壞膽固醇」有多壞

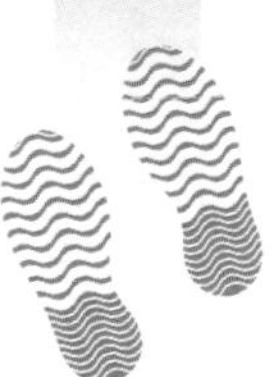

現在，關注健康的人越來越多，每個人都努力採取健康的生活方式，積極參加各種健身運動，來盡量減輕體重，使自己顯得年輕。因此，在目前看來，若你問到別人「你的體重是多少」或「你的血壓是多少」時，相信大部分人都可以非常清楚地回答這個問題。至於原因，是因為這兩個因素是確定是否罹患重大疾病的依據。不過，以現在的實際情況來看，即使你掌握了這兩種因素，還遠遠不夠。按照醫生的建議，我們還需要掌握另外一個問題，那就是「你的膽固醇有多高？」

面對這個問題，很多人都不知道如何回答，那麼，我們現在就向大家介紹一下膽固醇。

膽固醇是構成人體細胞的重要成分之一，它分佈於人體各組織中，尤其在腦組織中含量特別豐富。當人體皮膚受到陽光中紫外線照射時，它可轉化為維生素D，是人體合成類固醇激素、促進脂肪乳化的膽汁酸的原料，也是人體不可缺少的營養成分。膽固醇在人體內的新陳代謝主要靠肝臟，當膽固醇和不飽和脂肪酸結合成高密度脂蛋白時，該脂蛋白因

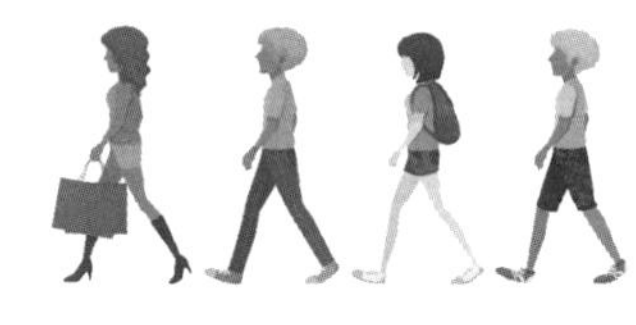

熔點低、易乳化和代謝，不僅不會在血管壁上沉積，而且能清除已沉積在血管壁上的膽固醇，可減少血中膽固醇含量。但是，當體內膽固醇主要是低密度膽固醇過多時，它會和飽和脂肪酸結合成低密度脂蛋白，沉積在動脈血管壁上，使血中膽固醇含量增加，血管硬化，造成動脈硬化或阻塞，誘發冠心病和心肌梗塞，嚴重的將造成死亡；因此，導致心血管疾病的是低密度膽固醇，它是對人體有害的膽固醇。

在營養學家看來，血中膽固醇的含量和膳食中膽固醇攝取量沒有直接關係，而與膳食中飽和脂肪酸攝取量呈正比，和膳食中不飽和脂肪酸呈反比。因此，若要減少血中膽固醇的含量，就要在膳食中多攝取對人體有益的不飽和脂肪酸。如：富含亞油酸、亞麻酸的豆油、菜籽油、亞麻油、紅花籽油、芝麻油及魚油，還要少食用飽和脂肪酸含量高的動物油及動物內臟。

而在我們身邊，有些人的血膽固醇並不高，但卻發生了動脈硬化。其實，造成這種原因是身體的活動量太小，進而造成了身體缺氧。

動脈壁對氧非常敏感，當機體缺氧時，直接會使動脈內膜受損傷，細胞之間的空隙加大，使膽固醇容易滲透過去在管壁沉澱下來。但是當人以慢速長跑時，心臟輸出量可以比安靜時增加數倍到10倍，呼吸頻率增加2倍以上，每分鐘吸入的氧氣量可增加5～6倍，甚至8～12倍之多，保障了機體的供氧。

還有人觀察到，經常運動可以提高血液裡的高密度脂蛋白含量，特別是進行系統訓練後，由於上述原因可以抵抗動脈血管老化，保持動脈壁的彈性，不但可以防止動脈硬化，還可預防心臟病。

然而，如何降低「壞膽固醇」的含量，除了在膳食上多加注意之外，還要進行適當的走步鍛鍊。

健康小知識

負重走路

醫學專家建議：走路健身不妨從增加身體「重量」開始，這樣熱量消耗會加倍。在走路時，可以握著啞鈴行走（0.5～1公斤），效果會更好。剛開始速度可以稍微放慢些，但姿勢還是要保持正確，以不讓肩膀感到有負擔為宜。

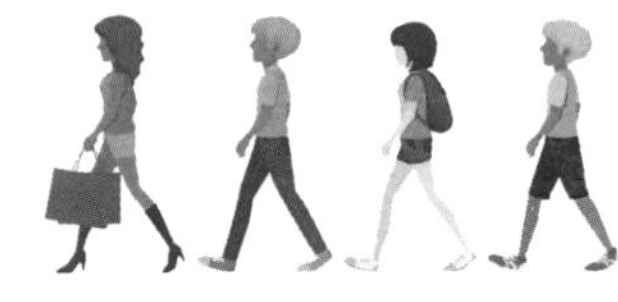

第2節 三大法寶調節高膽固醇

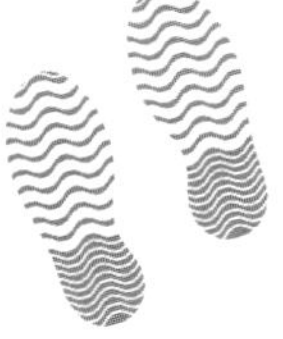

如今，隨著人們生活水準的不斷提高和飲食結構的改變，飲食越豐富，攝取的高膽固醇、高脂肪食物越來越多，這就促使常見、多發的高脂血症的發病率逐年上升。高膽固醇血症是高脂血症最常見的類型。因此改變生活方式，如透過飲食控制和運動，膽固醇可以降低7%~9%。而有些人貪圖方便，只注重藥物而不重視飲食控制和運動鍛鍊，這樣很難把膽固醇長期控制在目標值以下。

目前針對高膽固醇血症患者生活方式改善具有「三大法寶」：合理膳食，戒菸限酒，適量運動。

1、合理膳食

膽固醇正常值因人而異，評價膽固醇高低也沒有統一的標準，膽固醇高不高也不能光看化驗單上的箭頭。因為每個人的情況不同，膽固醇的正常值是不一樣的。

成人每天的膽固醇攝入量應該少於300毫克，如果膽固醇已經超標，那就應該少於

200毫克。膽固醇偏高的患者在飲食上應遠離脂肪，特別要少吃含飽和脂肪酸高的食物，如動物脂肪、肥肉，尤其注意動物脂肪如香腸、排骨內的脂肪。牛肉雖然含脂肪少，但飽和脂肪酸含量高，這樣的食物也應該少吃。在含膽固醇高的食物中，鵪鶉蛋最高，其次是動物內臟和雞蛋黃。

比如一天吃一個雞蛋就已經達到攝入膽固醇300毫克的目標了；要是再吃一兩豬肉，增加約40毫克膽固醇，這對於一般膽固醇升高者就明顯超標了。因此，血脂正常或偏高的老年人一天吃一個雞蛋，再少吃一點肉；如果膽固醇已經增高了，最好一個星期吃四五個雞蛋，還可以吃點瘦肉、牛肉。

此外，要增加不飽和脂肪酸的攝入：每週吃2次魚，有條件可用橄欖油或茶籽油代替其他烹調用油。多吃蔬菜（每天1斤）、水果（每天1~2個）和豆製品。

2、戒菸限酒

現有大量的研究證實，吸菸能夠引起血管內皮功能紊亂、炎症反應增強、血栓生成增加，從而促發或加重心血管疾病的進展。吸菸可進一步加重高膽固醇血症患者的動脈粥樣硬化，增加急性心肌梗死、腦卒中、心源性猝死等嚴重併發症的風險。因此，所有高膽固醇血症及心臟病患者均必須戒菸。

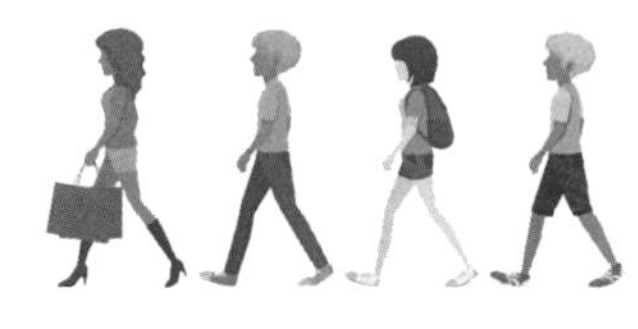

目前對少到中量的飲酒是否有利於預防心臟病尚無定論。一般認為高膽固醇血症患者需盡量避免大量飲酒，葡萄酒每天不超過2兩，白酒每天不超過1兩，啤酒每天不超過300毫升，飲酒越少越好。

3、適量運動

運動是唯一無副作用升高好膽固醇高密度脂蛋白的方法，規律的體育鍛鍊可以幫助控制體重，降低「壞」膽固醇（即低密度脂蛋白膽固醇LDL-C），升高「好」膽固醇（高密度脂蛋白膽固醇HDL-C）。

高膽固醇血症患者應每週進行3～5次中等強度的體力活動，每次30～45分鐘。適宜的運動有快走或慢跑、游泳、爬山、乒乓球、羽毛球、太極拳、騎自行車等。運動的強度以心率不超過「170-年齡」為宜。可概括為有氧運動「一、三、五、七」：每日至少1次，每次至少30分鐘，每週至少5天，運動時心率低於「170-年齡」次／分鐘。

需指出的是運動鍛鍊一般要持續12週以上才能有效果。一旦高密度脂蛋白升高了就能源源不斷清掃血管，防止動脈粥樣硬化和心血管疾病了。

健康小知識

他汀類藥物

有專家還提醒提醒高血脂患者，如果低密度脂蛋白非常高，還是要服用他汀類藥物。不要因為沒有明顯的症狀就拒絕吃藥，那是非常危險的，他汀類藥物是高血脂、心血管疾病治療的里程碑，它的意義相當於青黴素對於感染性疾病的意義，效果良好，非常安全。

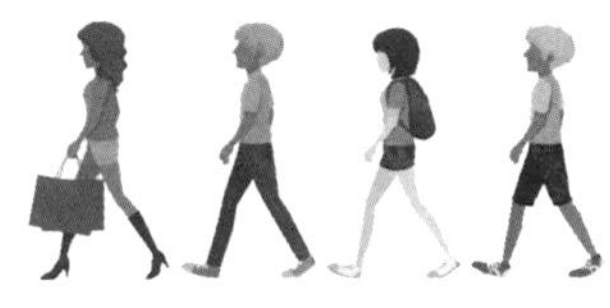

第3節 走掉膽固醇

20世紀20年代初，美國著名的心臟病學家、幾任美國總統保健醫生懷特博士就提出：步行是人類最好的運動，對健康有特殊益處。他創造性地將步行鍛鍊做為心臟病人和心肌梗塞康復治療的方法，並取得良好效果。他建議人們應每日步行鍛鍊，並將之視為規律性的終生運動。

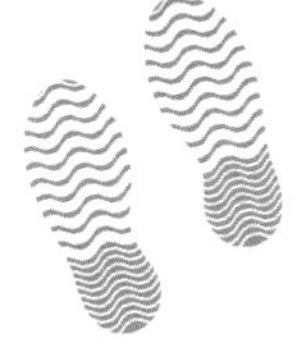

如果現在問你一個問題，「要預防和治療高脂血症，生活上應該注意什麼？」大部分人一定會說：「少吃高脂肪、油炸類食物。」的確，這些方面在預防和治療高脂血症上有著重要的作用。但是，進行走路運動也是非常重要的。因為走路運動不僅能夠減緩高脂血症的發展，還有降低血漿中膽固醇和甘油三酯水準的作用。也就是我們常說的「壞膽固醇」的含量，提高高密度脂蛋白膽固醇，也就是我們常說的「好膽固醇」的含量，使脂質代謝朝有利於健康的方向發展。這主要是由於運動加速了機體的物質和能量代謝，提高脂蛋白脂的活性，進而促進脂質的運轉和分解。

根據對經常進行走路運動和根本不運動的人各抽出三百名進行的調查發現，在不運動的一組人中，動脈硬化的發生率遠遠高於進行走步運動的一組。而在針對不同項目的觀察中也發現，時間長的、較緩和的運動項目，對降低血膽固醇效果更為明顯。例如一個血膽固醇偏高的人，在用16分鐘跑三公里後，膽固醇可下降355 mg；而進行時間短、強度大的力量性練習，如摔角、舉重等時，膽固醇的下降則不明顯。這說明運動確實可以降低血膽固醇，但關鍵是要採用什麼樣的運動方法。

還有人做過研究，在進行適量的走路運動之後，可以降低總膽固醇的6.3％，「壞膽固醇」降低10.1％，「好膽固醇」增加5％，停經後的婦女和中年男性採取中等強度的走路運動和飲食限制療法後，同樣也有「壞膽固醇」變少和「好膽固醇」變多的情況。

在《走路與動脈硬化》中也提到了英國醫學研究人員關於降低引起動脈粥樣硬化的低密度脂蛋白的研究成果。低密度脂蛋白實際上就是所謂的壞膽固醇，可見走路對於降低膽固醇確實有著極好的療效。

雖然我們每天都在走路，但是真正瞭解走路的人並不是很多，在很多人眼裡，健身運動，就是指打球、跑步等劇烈的戶外活動。對中老年人來說，如果每天能夠花一些時間來進行走路，那就是很好的運動。

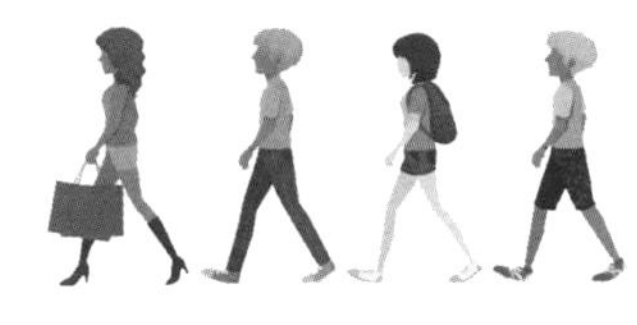

一般來說，走路的時間和路程長短沒有特別的要求，可以根據個人的情況每天走5～30分鐘，500～3000公尺，也可以把路程分成幾段完成。不過一定要持之以恆才行。

另外，對沒有嚴重合併症的高脂血症患者來說，除了走路以外，慢跑、爬山、騎自行車等也是很好的運動方式。合併有輕度高血壓、糖尿病和無症狀性冠心病及肥胖的患者，則可在醫生指導下，進行適量的其他類型的運動。

然而，大家要注意的是，高脂血症患者運動時，一定要採取循序漸進的方式，不能只求「一下子功效」，超出自己的適應能力，進而加重了心臟和血管的負擔並導致出現心血管疾病。一旦出現心悸、呼吸困難或心絞痛等症狀，一定要立刻停止運動並即時做相對檢查。

此外，走路運動還能改善機體的糖代謝狀況，改善心肌功能，改善血小板功能，降低血液黏度，這對那些同時伴有冠心病、糖尿病、高血壓的高脂血症患者來說，更是一舉多得，妙用無窮。

健康小知識

膽固醇有好有壞

每天30分鐘、每週5天的輕度有氧運動（或者每天20分鐘、每週3天的中強度有氧運動，例如慢跑）能夠有效地降低體內「壞」膽固醇、提升「好」膽固醇的含量，運動多一些效果會更好。

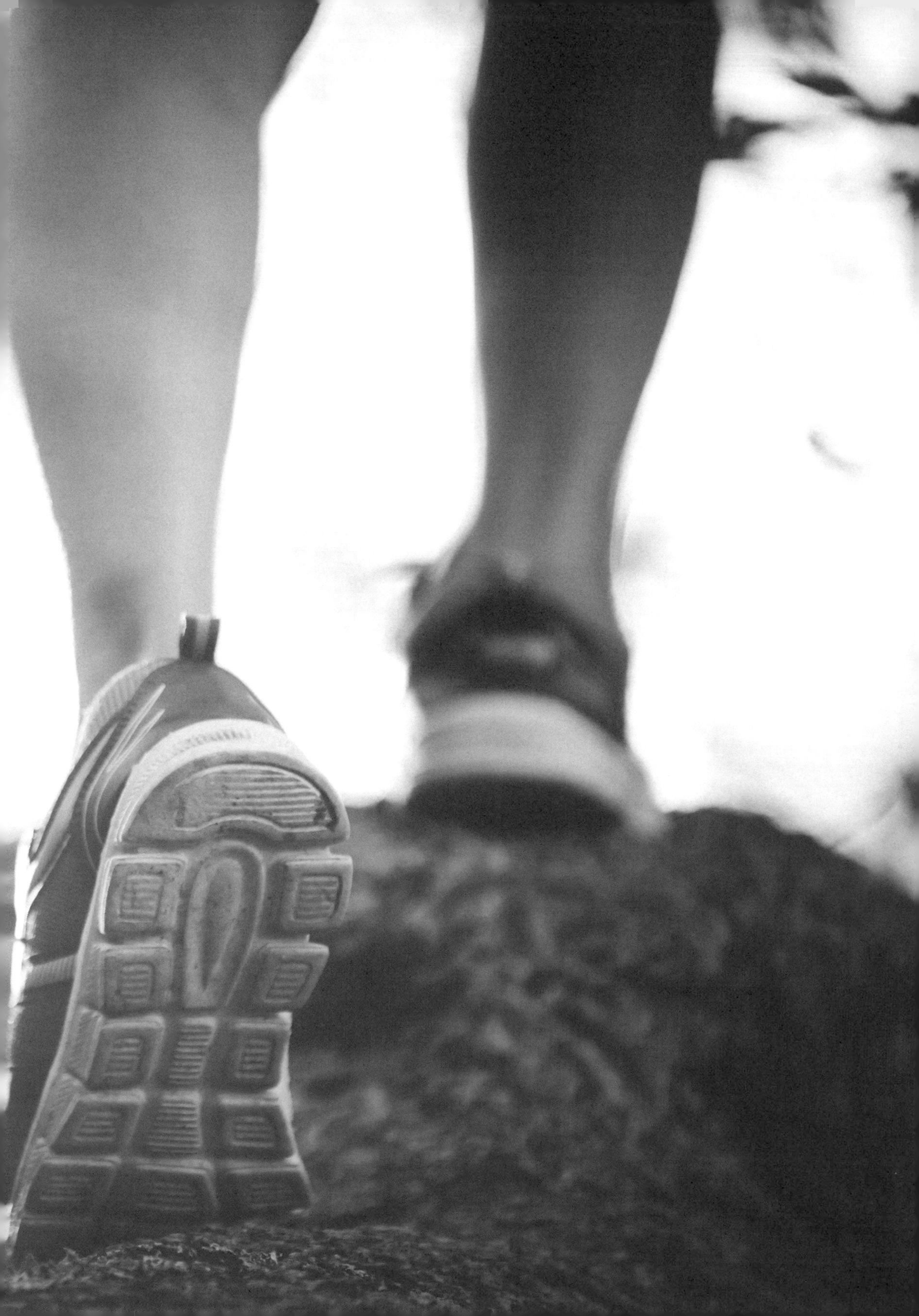

第十二章

走出好睡眠和好心情

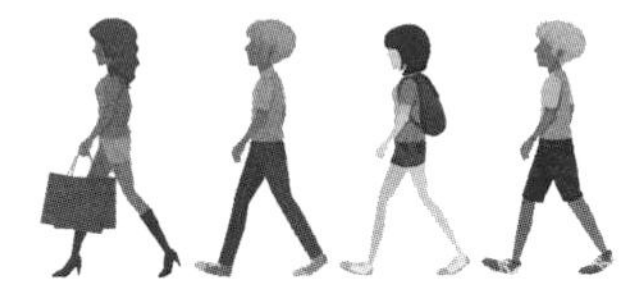

對壓力過大的現代人來說，好睡眠已經越來越珍貴了，可是藉助安眠藥等的治療失眠方式，效果並不大，還有許多副作用。以走路鍛鍊的方式來幫助晚上的睡眠，是一項不錯的選擇，它可以加快入睡，提高睡眠品質，既強健了身體，又沒有副作用。

第1節 現代社會的失眠症

每年的3月21日為「世界睡眠日」，相信如今的你也不會奇怪為什麼有這個節日了，直到今天，良好的睡眠對很多人來說已經是個奢侈的享受，有睡眠障礙的人越來越多。在美國，幾乎有三分之一的成年人有睡眠障礙，有百分之十的人罹患失眠症。

現代社會生活節奏快，壓力大，夜生活頻繁，喝咖啡、拚酒等不良生活習慣，都會引發睡眠障礙，也就是我們習慣的失眠。失眠的主要症狀是入睡困難、睡眠障礙、早醒等，同時還會使人白天精神不振。

很多人不把失眠視為一種疾病，認為它只是個人生理上某些失調，只要增加睡眠時間就可以了，這種想法其實是相當危險的，特別是對於一些從事高強度或者危險性工作的人，比如司機、高空作業者，尤其容易發生事故。調查研究顯示，失眠持續1週時，人就會變得焦躁、恐懼、緊張、注意力不集中等，嚴重時還會出現定向障礙或共濟失調，並可能出現幻覺、妄想等嚴重的精神障礙。因此，一定要重視失眠問題。

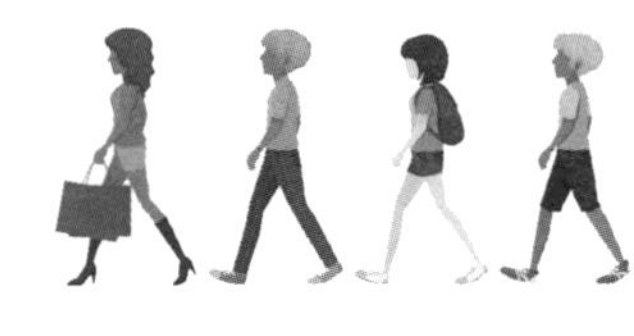

《世界週刊》則將失眠分為了四個類型。一是壓力型失眠者，這種人以企業管理者、科研人員等居多，其失眠主要表現在入睡困難、睡眠淺、多夢、易醒；二是不良嗜好型失眠者，這類失眠者大多是自由業者、創意人員、從事與時尚有關的工作者偏多，這些人多服用含有咖啡因、酒精、尼古丁等物質的食品，久而久之，導致失眠，失眠表現在入睡困難、多噩夢、醒後神智懵懂不清等；三是焦慮型失眠者，多見於30歲以上的女性、私人企業的老闆等，這類人正處於事業的關鍵階段，而婚姻、家庭、人際關係都比較複雜，神經系統容易受到影響，導致失眠，失眠表現在焦躁、恐慌、夜間驚醒後無法再次入睡；四是抑鬱型失眠者，多為技術人員、不善於與人交往的職業女性，由於性格內向、缺乏自信等原因，平日不善於表達，遭遇困難容易低沉、憂鬱，表現為夜裡2、3點醒後難以入睡，心緒煩躁，次日醒來有頭暈等身體不適的症狀。

當然現實生活中如果你難以入睡、睡眠不深、易醒、多夢、早醒、醒後不易再睡、醒後感不適、疲乏或白天困倦，且上述睡眠障礙每週至少3次，並維持1個月以上，基本上可以確定你得了失眠症。

對失眠最嚴重的都市上班族來說，失眠的主要原因則是腦力工作太多，體力活動太少，導致腦體活動失衡而造成失眠，中醫把這種失眠歸於「上熱下寒」型。所以，解除失眠的根本辦法就是保持適量的體力運動，放鬆大腦神經，這樣才能徹底擺脫失眠的困擾。

這裡介紹幾個提高睡眠品質的小舉措，希望對你能有幫助：

1、足部保暖

雙腳涼的婦女的睡眠品質比足部舒適暖和的婦女要差，建議可穿厚襪子睡覺。

2、不開窗睡覺

引起人們過敏的物質和影響睡覺的噪音可以透過開著的窗戶進入臥室。因此建議關上窗戶睡覺。

3、提高床的舒適度

你可以把床墊弄厚，弄軟一點，會有意想不到的效果。另外，睡眠時的保暖也是很重要的，因為入睡後會體溫會下降，如果不夠暖，也會影響深睡眠的時間。

4、晚上不打掃衛生

清掃房間使用的噴霧劑和化學清潔劑都可能刺激呼吸道，從而影響睡眠，建議最好在早晨打掃臥室。

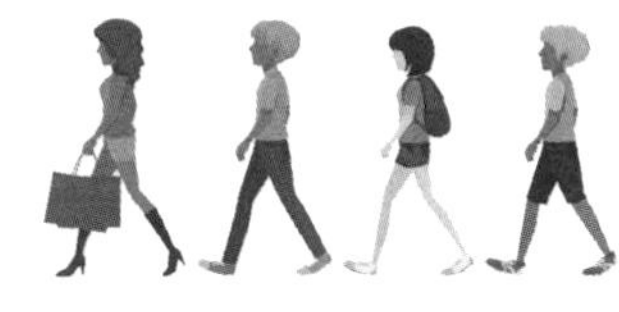

5、定期運動

定期運動不但有助於緩解壓力，減少夢中驚醒，減輕失眠症狀，舒緩壓力，達到身心健康的效果，而且可以延長深度睡眠的時間，但需要注意的是，運動應該在睡前6小時前進行，因為運動會提高人體的體溫，促進腎上腺素的分泌，使人精神振奮，難以入睡。

6、改善睡眠環境

睡眠的好壞與睡眠環境關係密切。一般在15至24度的溫度中，可獲得安睡。冬季關門閉窗後吸菸留下的煙霧，以及逸漏的燃燒不全的煤氣，也會使人不能安睡。

7、把握睡眠時間

睡眠時間一般應維持7至8小時，但不一定強求，應視個體差異而定。入睡快而睡眠深、一般無夢或少夢者，睡上6小時即可完全恢復精力；入睡慢而淺睡多、常多噩惡夢者，即使睡上10小時，仍難精神清爽，應透過各種治療，以獲得有效睡眠，只是延長睡眠時間對身體有害。

8、創造有利於入睡的條件反射機制

如睡前半小時洗熱水澡、泡腳、喝杯牛奶等，只要長期堅持，就會建立起「入睡條件反射」。

另外，對於部分較重的患者，應在醫生指導下，短期、適量地配用安眠藥或小劑量抗焦慮、抑鬱劑。這樣可能會取得更快、更好的治療效果。

健康小知識

走路時的裝備

夏天走路健身時，可戴太陽帽，隨身準備一瓶水，老年人則要準備幾顆水果糖，以防低血糖。冬天走路健身時，要戴手套和帽子。

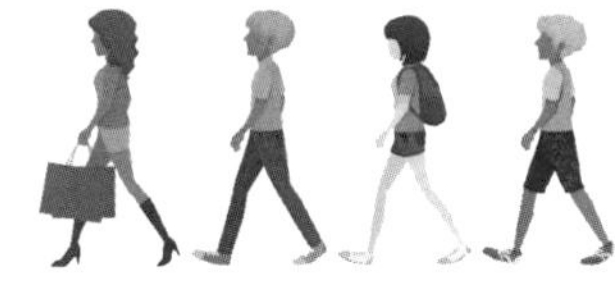

第2節 用你的雙腳治失眠

謝先生在公司裡一直以工作能力強出名，非常受老闆器重，但因為工作忙碌，一直沒有進行任何的身體鍛鍊。近年來他開始晚上難以入睡，早晨4、5點鐘就醒來，白天覺得頭痛、頭昏、乏力，身體經常會莫名疼痛，一走路就心跳、氣喘、胸悶，缺乏食慾，便祕，白天工作昏昏沉沉，做事也提不起精神，只能勉強完成任務。後來雖有服食安眠藥，但效果卻越來越差，甚至毫無改善。經諮詢醫生後，在服用抗抑鬱藥的同時，還堅持每天抽出1個小時的時間走上3公里。持續了兩個月之後，上述症狀逐漸消失，睡眠和食慾都有好轉，謝先生再也不失眠了。

很多人在失眠的時候都會藉助於安眠藥，不過大家都知道，藥吃多了可不是什麼好事，更何況長久的依賴安眠藥，它的效果將會越來越小，副作用也會逐漸的顯現出來。因此，我們應該選擇走路這一健康的方式來解決失眠問題。要知道，走路可以治療失眠已經是被專家驗證過的好方法。

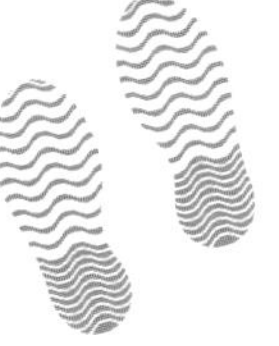

加州大學研究發現，一個人做過運動後比沒做過運動的時候多睡約10分鐘。運動的時間越久睡得也就越久。另外，運動對於一個睡得很好的人沒什麼影響，但對於那些失眠者卻很有幫助。史丹福大學研究顯示，利用日光或人造日光來調節生理時鐘的療法，對於睡眠的改善最有效，其次是運動。而採用固定就寢時間或是不睡午覺的策略療法，幾乎沒有任何效果。

美國史丹福大學醫學院的一項研究顯示，讓一組50歲到76歲有失眠困擾的老年人，每週四次做半個小時到一個小時適當的鍛鍊，經過一段時間之後，與另外一組不做鍛鍊的人相比，前者比後者平均每晚要多睡一個小時，而且入睡較快，睡眠品質也更高，而戶外鍛鍊的效果尤其顯著。置身於陽光下（特別是在下午），可以幫助人們抵制午睡的誘惑，並強化身體的24小時生理節律。

專家建議，腦力工作者最好把每天的運動時間放在晚上，這對於消除大腦疲勞很有好處。而運動也不一定要進行專門的鍛鍊，下班後到超市轉轉、買買東西，吃完飯後到公園裡散散步、打打拳都可以。走路更是一帖治療失眠的良藥，如果每天能走5000～10000步，多數人的失眠問題就迎刃而解了。

中醫在治療失眠時，也會讓患者赤腳走路，因為腳底有許多穴位，地面刺激腳底的穴

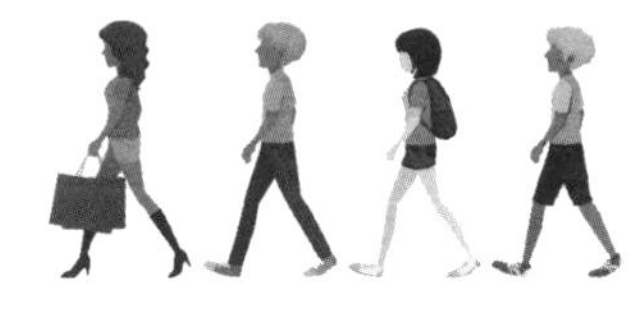

位，可以促進血液流通，相當於在做腳底按摩，對幫助人們入睡，有相當大的好處。

治療失眠的另一個小竅門，就是每天洗腳後按摩湧泉穴10分鐘到15分鐘。按摩湧泉穴還有助於治療神經衰弱、精神減退、倦怠感、婦科病、多眠症、高血壓、暈眩、焦躁、糖尿病、過敏性鼻炎、更年期障礙、怕冷症、腎臟病等。

針對失眠的步行運動並沒有一定的姿勢要求，但要注意以下幾個方面：一是，心裡盡量不要想雜七雜八的事，試著調整呼吸，練習舒緩的吐納；一是運動量不用太大，做一些簡單的散步就可以了，同時走路不用太急；二是周圍環境要好，要挑選空氣清新的地方，這樣才能保持大腦得到徹底的放鬆，進而達到治療失眠的效果。

健康小知識

調整步調

在走路姿勢上，如果你和他人同行，應盡量按照同行者的步調加以調整。如果女士穿著窄裙，步幅較小，那麼男士應將其較大的步伐減小，盡量與女士保持步調一致。

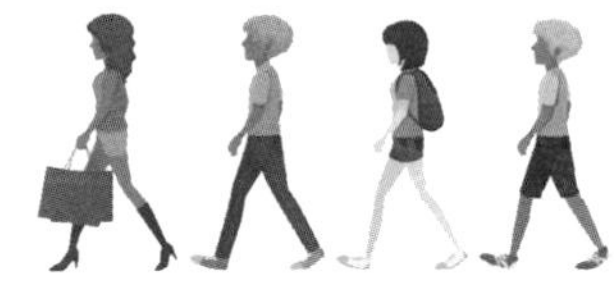

第3節 動腦之前，先動動腳

生活中，我們總會為各式各樣的問題所困擾，想不出如何為公司節約資金；生日派對不知如何才能籌劃得完美；如何設計自己的房子；如何別出心裁的給別人帶來驚喜……在任何時候，你都有可能遇到一些需要你充分發揮想像力的創造性工作。而如何才能發揮自己的想像力呢？也許走路運動是個不錯的選擇。這時候，我們不妨先試試自己的腳部運動，相信它一定會給你帶來意想不到的收穫。

也許你對此還保持著懷疑的態度，那麼請你仔細回顧一下，無論是你聽過、見過或親身經歷的事情當中，是不是有很多問題都是在散步或走路的時候，突然靈感迸發，想到非常絕妙的解決辦法呢？答案是肯定的，法國哲學家盧梭就曾經說過：「走，喚起和激勵我的思想。」這種情況其實幾乎每個人都遇到過，只不過我們以前沒有在意罷了。

在美國，曾有專家把日常的走路描述成靈感的一個重要來源。他說：「走路會讓我們更加充實，而且，這也是我所知道的最有力的創造工具。在你走路的時候，你會不斷接受到新的畫面。走路為我們提供了充足的養分。它使我們因過度使用而乾涸的思維創造之泉重新開始流淌，給我們帶來喜悅和幸福。」

根據專家研究顯示，走路不但對人體健康有很大的好處，而且它還可以讓人充滿創造力。在此類實驗中，美國的一家研究中心曾讓66名參加者進行30分鐘的有氧運動。運動之後，所有的參與者全都表現出了思維上大幅度的活躍。

為什麼會這樣？

在科學家們看來，當你在外面散步或走路時，遠離了讓人心煩的電話、迫在眉睫的任務，以及許多讓人焦慮及困擾的負擔和責任，會讓大腦進入一種完全放鬆的狀態。在這種狀態下，思維比在一般情況下更加專注和凝聚，而在這種情況下，新的思維就很容易產生了。

有幾位在外商公司工作的上班族在接受採訪時就非常支持和贊成這個觀點。他們說：「這種情況我們經常會遇到，當你完全放鬆地在外面散步或走路時，無論是公司還是家庭，都不會再要求你必須做什麼，而當人沒有了來自不同方向的壓力時，他的思維可以達到一個完全讓人吃驚的程度。因此，當我們遇到任何難題時，都會選擇出去走走。」

另外，對很多從事創造性工作的人來說，走路是一個把工作做得更好的方式。托爾斯泰總是喜歡在田間散步，而他的一些作品也正是在散步時獲得的靈感；貝多芬經常拿著筆

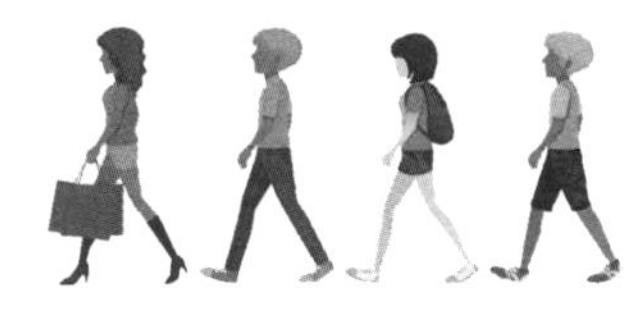

記本到處散步，而且會把在散步時突然迸發的靈感記錄下來；還有像中國唐朝的鬼才詩人李賀，經常獨自騎驢吟詩，一有佳句，即投入隨身所背的錦囊之中，這些都是走路所帶來的好處。對於這種情況，許多走路愛好者們也紛紛表示自己享受到了許多不同的由思維變化帶來的好處。總之，因走路而獲得好處的人非常之多，從寫散文到解決棘手問題，從與自然交流到與自己最深處的精神溝通，都可以透過走路來解決。

健康小知識

行走有度

做任何運動之前，最好先進行一次上述的健康自測法，並詳細記錄脈搏數與日期，且觀察運動一段時間後，是否有新變化。此外，行走時，若自覺心慌、氣短、眼冒金星、冒冷汗、疲憊不堪時，需馬上停止，並到醫院詳加檢查，再決定能否繼續做相同強度運動。

第4節 走掉精神的枷鎖

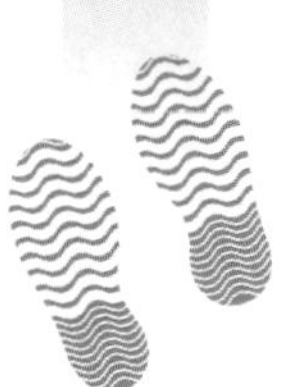

28歲的高小姐是一家企業的副總經理，由於工作壓力過大，使她在2004年的時候罹患了神經衰弱。每天晚上總是睡不好覺，感覺頭昏腦脹，情緒低落，常有煩惱，看什麼都不順眼，遇到什麼事都不順心，情感脆弱，敏感多疑，懷疑別人瞧不起自己，擔心自己得了什麼大病，埋怨家人不關心她，整天哭哭啼啼，家裡客人多了，她就嫌吵受不了，感覺頭昏腦脹，渾身無力，肢體發麻、發抖，經常覺得身體疼痛，總有像螞蟻在爬的感覺，曾去多家醫院檢查，但沒有任何器質性病變，經多方治療效果不明顯，便失去了對治療的信心，甚至產生了輕生的念頭。後來她抱著一線希望，聽從了健身專家的建議，開始每天做散步運動。隨著時間的推移，在她的堅持鍛鍊下，許多症狀都明顯消失，睡眠狀況也有了很大改善，情緒方面也基本穩定了。到了今年上半年，她的神經衰弱已經大大得到緩解，至今沒有復發。

神經衰弱是現今中青年族群常見的一種神經官能性疾病。它的症狀多樣，病情也有輕

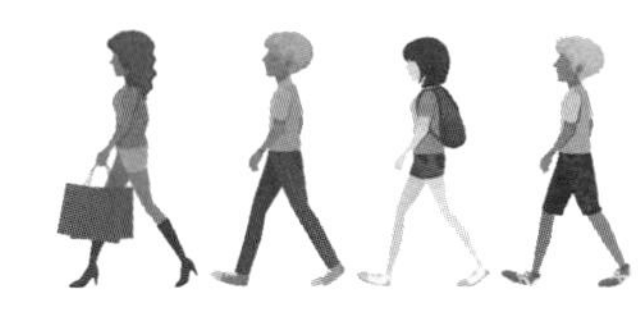

重之分，最主要的表現是失眠多夢、頭昏腦脹、記憶力減退、注意力不集中、性情急躁易怒、怕聲怕光、耳鳴、眼花、精神萎靡不振等。同時，神經衰弱的症狀也可表現在身體其他各個系統，如表現在泌尿系統為尿頻、月經失調、遺精、早洩或陽痿等；表現在循環系統為心悸、氣急、胸悶或呼吸困難、臉色潮紅、手腳發冷發紫等。

那麼，神經衰弱產生的原因是什麼呢？神經衰弱實際上就是一種高級神經活動功能失調的表現，而產生這種失調的原因則是多方面的，有些是由於用腦過度，不注意休息放鬆，精神長期處於緊張狀態，最終導致神經活動功能失調；有些則是對生活中遇到的各種矛盾與衝突處理不當，進而導致心情焦慮、苦悶，造成大腦負擔過重的緣故；另外，神經衰弱的產生也與個人的身體素質有關係，一般來說，身體較弱的人，容易對自身的某些不適過分關切，這種人性格比較脆弱，多思善慮，因此容易造成神經衰弱。

既然神經衰弱對我們的生活影響如此之大，那麼，我們在得了神經衰弱之後又應該怎麼辦呢？

美國科學家研究發現，適量運動比如散步可以有效緩解神經衰弱。散步運動的前提是，患者應解除疑慮，確信自己得的不是軀體器質性疾病，神經衰弱只是一種機能性疾病，所有的症狀都是暫時的，只要透過各種方法去調整，使神經活動恢復正常的功能，神經衰弱就會痊癒，完全沒有必要為此而恐懼、悲觀，患者要建立信心，確信自己的疾病經過治療可以痊癒而且效果良好。

然後，神經衰弱患者就可以選擇每天做較長距離的散步（2到3公里），這種方式有助於調整大腦皮層的興奮和抑制過程，減輕血管活動失調的症狀，如頭痛、兩邊太陽穴跳痛等。如果體力較好的患者還可以參加短距離的健走活動或旅行參觀，這樣有助於患者轉移注意力，改善情緒，並能夠鍛鍊體力，增強體質，有助於正常神經活動功能的恢復，促使疾病的好轉。

神經衰弱患者在持續散步的同時，還要注意保證自己的生活規律，避免精神長期處於緊繃狀態，防止大腦疲勞，要鍛鍊自己的意志，對疾病的治癒建立起信心，開闊心胸，抱持和平安寧的精神狀態。如果能夠做到以上幾點，再配合積極治療的話，就一定可以治癒神經衰弱。

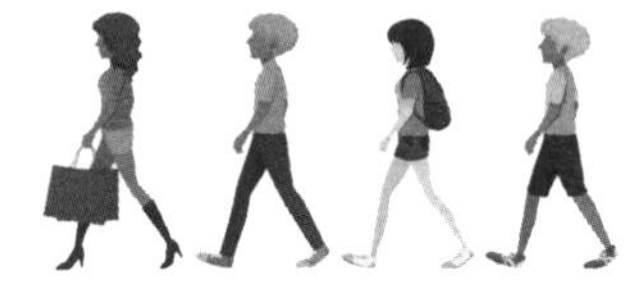

健康小知識

定期運動

定期運動可改善精力，有助於對抗神經衰弱。即使在街上散步，也有助於擺脫工作上的壓力。一來，它能消耗一些緊張時所分泌的化學物質。二來，它讓肌肉疲勞，也就是讓肌肉放鬆。

第5節 好心情是「走」出來的

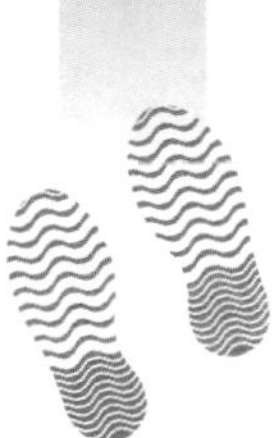

「不如意者常八九，可與人言無二三」，人生在世，總會有諸多的不如意。心懷鴻鵠之志，但卻屢遭挫折，壯志難酬；年輕鮮活的生命忽然遭受病魔的侵襲，從此不復當初的靈動；幸福的家庭忽然遭遇變故，失去了最親密的家人……生命無常，各種災難與挫折突如其來，讓人無所適從。

不幸可以毀掉一個人，卻也可以造就一個人，何去何從，就看你如何去面對。有人可以從挫折中迅速振奮起來，坦然面對打擊，不屈不撓，再接再厲，最終獲得成功，但也有人在挫折中喪失了希望，沉緬於對自身痛苦的憐憫中消磨了意志，從此只能在抱怨中度過一生。

的確，每個人都有遭受挫折，也都有心情不好的時候，身為當事人，一定要學會排解，想辦法去擊敗憂鬱和低落。這時候，你可以嘗試用各種不同的方式來排解憂愁，而出去散散步則是個相當好的選擇。

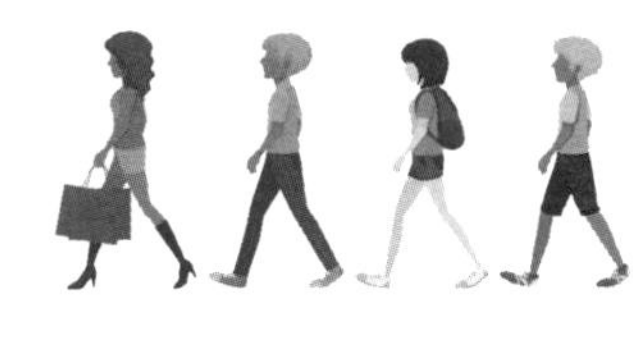

根據心理學家研究顯示，短短幾分鐘的散步有明顯消除緊張和憂鬱的效果。因此，在你苦悶的時候，不妨抽出半小時時間，找個公園去散步。當你放慢了平時緊張的腳步時，你會突然發現周圍的景色原來如此美麗，你的心也會隨之平靜下來。

另外，根據醫學報導的分析，步行運動不僅可以防治疾病，還可以和暢情志、怡情悅性，使你常保精神愉快、心曠神怡。

研究者發現，每天步行30分鐘可以改善抑鬱症，而且事實上比某些抗抑鬱藥物功效還快。

對於這一點，美國醫學家豪斯爾博士指出：「走路是人生最大的幸福，刺激血液循環、鍛鍊腿部肌肉、促進呼吸、擴展胸圍、強化內臟。輕快的步行，伴著有節奏的深呼吸，兩眼充分欣賞沿途風光，對於人們的精神、肌肉和器官，都有莫大的裨益。」

確實，走路是一種完美的有氧運動，它能讓人心情愉快、精神振奮，如果你能夠每天抽出一段時間來進行走路運動，那麼它一定會帶給你充滿希望的好心情，成為你繁忙生活中至大的享受。而且，在走路運動時，若能有節奏的快步行走30分鐘，那麼，就可以在大腦內產生一種叫Endorphin的化學物質，中文譯為「腦啡」。這種「腦啡」是一種神經荷爾蒙，能夠刺激神經細胞，讓人產生一種心曠神怡的感覺，類似於嗎啡的陶醉作用，但它卻沒有嗎啡的害處。

如果條件允許，你還可以選擇在茂密的森林或是林蔭的小徑上走路，清新的空氣加上充足的氧氣，可以讓你的內心寧靜而輕鬆，忘掉一切的不愉快。在走路時，將身心融入大自然，盡情感受大自然和風細雨、鮮花陽光的撫慰，把生活種種瑣事都拋到腦後，這樣才能真正體會到走路的快樂，才能徹底放鬆心情，開闊胸襟，讓心情恢復寧靜與安適。

總之，你一旦獲得了步行運動的樂趣之後，便也得到了快樂人生的滿足，是健康長壽的最佳保證。

健康小知識

長時間步行避免疲勞的方法

把步幅放小，以同節奏速度來走路。容易疲勞的原因大多是在平地跨大步，加快速度來走路。這就破壞了有規律的節奏性。如果是長時間走路，不要慌忙。眼睛看前方，不要看鞋子，手輕握，腳踏出後，膝部伸直。

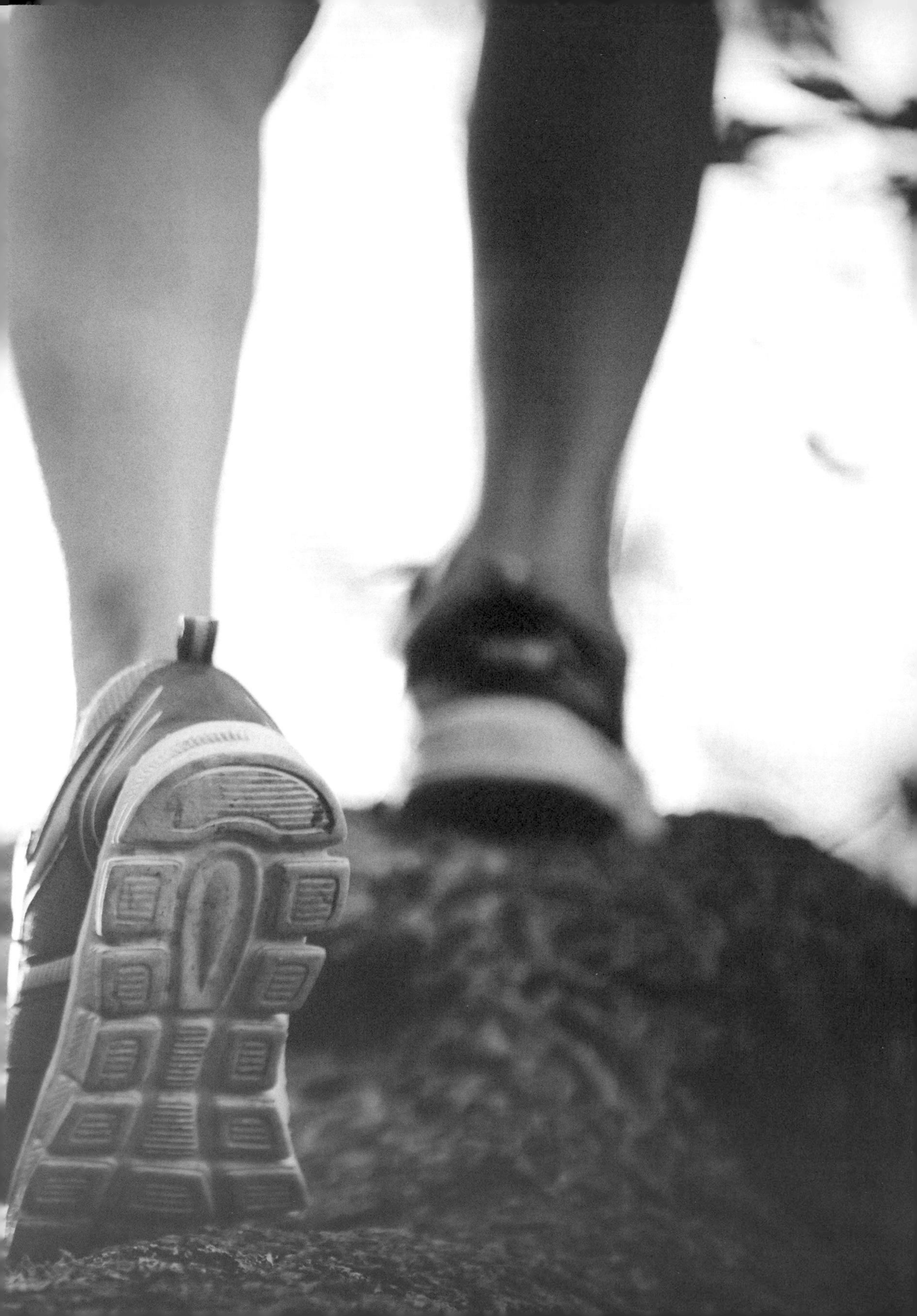

第十三章

贅肉走開，窈窕走來

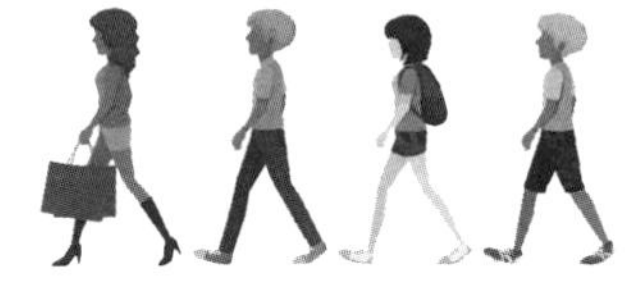

如今的減肥法層出不窮，五花八門，但是整體而言，只有運動減肥是最健康的。而運動減肥中，走路減肥則是最方便、最簡單，也最易堅持的運動了。一般來說，每天一次走路30分鐘，持續一個月就可以減重2公斤。

第1節 散步走掉卡路里

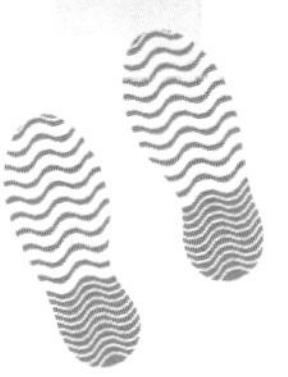

肥胖問題如今已經成為讓全世界各國都傷腦筋的問題。在美國，科羅拉多州為了讓居民減重，專門推出了「美國在行動」活動，打出「你離健康還有2000步」的口號，號召大家每日增加2000步行走，每日減少100卡路里熱量的攝取。

對所有曾經減過肥的人來說，肯定不會對「卡路里」感到陌生，有些人更是熟背各種食物的卡路里含量，並把卡路里直接與肥胖畫上等號。其實，卡路里（calroie）是能量單位，現在仍然被廣泛使用在營養計量和健身手冊上。國際標準的能量單位是焦耳（joule）。然而，一般所說的卡路里還分為兩種：

大卡，也被記為大寫字母C，最常見於食品標注，相當於在一個能量下，將1公斤攝氏15度的水升高1度所需能量，1大卡＝4.185焦耳

小卡，也被記為cal，較常見於科研文案中，1000小卡＝1大卡。

一般來說，成人每天至少需要1500大卡的能量來維持身體機能，這是因為即使你躺

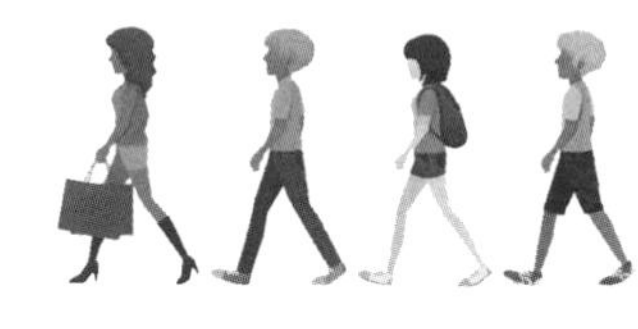

著不動，你的身體仍需能量來保持體溫、心肺功能和大腦運作，當然基礎代謝消耗會因個體身高、體重、年齡、性別的差異而有所不同。

控制卡路里攝取並適當鍛鍊是一種相當有效的減肥方法，也是為所有人公認的最健康的減肥途徑。控制卡路里的作用機理相當簡單，當每日攝取的能量不足以提供身體的能量消耗時，人體就會調動其內存儲的能量，當脂肪被分解並為身體提供能量時，減肥過程就開始了。

值得注意的是，對卡路里攝取的控制應該循序漸進，以保障人體能夠慢慢適應，一般來說每天攝取的卡路里不可少於800大卡，否則人體會透過降低身體機能來彌補能量攝取不足的情況，這樣就會造成頭暈、乏力等狀況，而且基礎代謝消耗的減少也同時會影響到減肥的效果。

醫學專家布朗尼說，激烈運動可以減少心臟病和其他慢性病的發生，但是，散步卻能夠同時幫助人們保持活力，並減低運動對膝關節造成的壓力，而肥胖的人相對而言更容易有膝關節的毛病。他同時認為，這份研究或許將改變人們傳統快走減肥的方法。

在美國，還有一項研究顯示，肥胖者可以以散步的方式燃燒卡路里，其效果比快走還要好，它能夠降低罹患關節炎或關節損傷的風險，同時還能減少膝蓋的壓力。

這個研究挑選了20位男性及20位女性接受測試，其中一半的參與者為肥胖者，另一半則為正常體重。研究者研究他們以不同速度行走在跑步機及人行道上所消耗的卡路里，同時還做出了走路姿態相同的規定。而最終的研究結果發現：

肥胖者以相同速度行走時，比正常體重者消耗的熱量更多。這可能是因為肥胖者有較重的腿及較大幅度的姿勢，這些會導致他們大幅擺動他們的腿，進而消耗更多的卡路里；他們同時指出，由於肥胖者姿態的不穩定，因此他們在行走中需要更多的肌肉來補償。

相較於慢走，他們同時還發現正常的行走速度會增加膝蓋25%的承受力，這些會導致關節受傷或關節炎。

因此，研究人員表示，肥胖者可以從走路中獲得一種淨效益——燃燒卡路里及減少關節壓力。藉由比正常走路速度慢的慢走，長時間的進行，便可以緩慢的增加卡路里的消耗。所以他們指出，對肥胖者而言，每小時2公里的慢走，比每小時3公里的正常速度，在整體健康減重上更有助益。

雖然慢走能幫助肥胖的男女更有效的燃燒更多的卡路里，但研究人員表示，慢走不能對心血管疾病提供助益，因此他們建議結合慢走及其他沒有運動傷害且充滿活力的活動，如游泳、騎自行車等訓練，保障身體達到最理想的健康狀態。

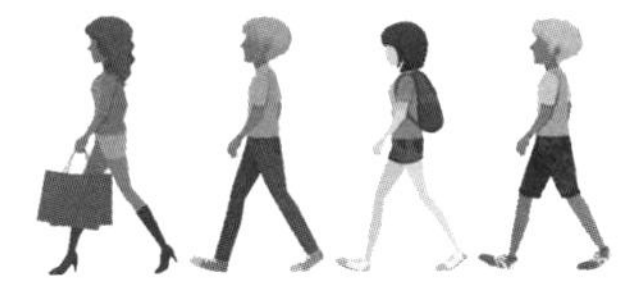

健康小知識

穿平底鞋走路

很多人認為薄底鞋很適合走路，或是穿皮鞋走路健身，這都是非常錯誤的做法。75％的運動傷害來自吸震不良，走路健身需要一雙合適的鞋保護雙腳。太薄或太硬的鞋子會將路面的不良情況直接反射到腳部，進而失去緩衝和保護腳部的作用，並導致蹠腱腱膜炎（表現為腳底心痛或腳背痛）。所以，走路健身時一定要穿彈性較好的運動鞋或休閒鞋。

第2節 美麗淑女纖纖步

走路可以減肥，這是眾所周知的事情，但是，對於走路減肥的訣竅，你又掌握了多少呢？下面提供你一些走路減肥的關鍵字，可以幫助你更好的達到走路減肥的效果：

1、10分鐘

以前在人們的概念中，每次走路鍛鍊，必須要持續20分鐘以上，體內的脂肪才能燃燒。然而，根據最新研究顯示，即便是每次只進行10分鐘的走路鍛鍊，體內的脂肪也仍然能夠持續燃燒20分鐘。研究中發現，經過10分鐘的走路，體溫仍然持續上升，表示脂肪燃燒仍然活躍，脂肪的燃燒過程並未停止，專家建議，可利用這段脂肪持續燃燒期進行其他日常活動，增加脂肪燃燒的活力。

其具體原因是：有氧運動不但有助於提升脂肪燃燒，而且還可以增加體內氧氣循環，提高新陳代謝率。所謂的有氧運動，就是採用中、低強度的運動方式，再配合長時間進行，目的在於訓練身體有更大的能力來使用氧氣。規律的有氧運動可以增強肺部吸入和排出氧

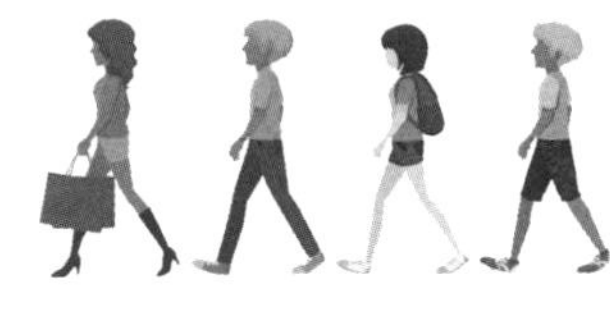

氣的能力，對於消除體內不當的脂肪也有很大幫助。

2、空腹走路

在走路鍛鍊中，如果我們是以減肥為目的的話，那麼在時間選擇上，最好選擇在早餐前空腹時段。早晨起床後，經過一夜的耗損（人處在睡眠狀態，也會消耗很多熱量以用於基礎新陳代謝），體內已沒有食物即時產生的熱量了，所以，這時候走路，很容易燃燒脂肪，可以獲得很好的減肥效果。

3、滿腳走

所謂「滿腳」就是說，並不是腳尖著地，而是整個腳掌都著地，以腳尖前伸出發，加上用小腹的力量，讓腿部出力減弱，這樣將力量用在小腹，自然會促使人挺胸，整個人會變得輕盈。

練習走路不是用兩腿的力量，而是先把重心放在小腿，再練習「滿腳」走和順著直線走，這樣走路才會沉穩不輕浮，也才能達到瘦身的效果。對辦公室美眉來說，這是種可以多多練習的好方法。

4、甩手走

上下班也是塑身減肥的好時機，每天都有兩趟上下班的時間，如果不拿來瘦身實在太浪費了。走路時不要在意有沒有人在看你，如果練習得當，自然會走得好看，那麼人家看你其實也是在欣賞你了。

在生活中，我們經常會看到一些人在走路時將兩手插在口袋裡，這種走法是錯誤的。因為這樣走的話兩肩會收攏，那走起來也就鬆鬆垮垮，一點好處也沒有。走路時可以適當的甩動手臂，右腳向前邁出，左手自然向前擺，其中，特別是當膝蓋伸直，腳向正前方邁開時，手臂會隨著腳的動作自然甩出。而手臂甩的好壞，還要看手與腳的動作是否同步，因為在走這個動作中，手與腳，或者說手臂與腳有密切關係，如果手臂甩的比肩還寬，那膝蓋就很容易彎曲。擺動時，大拇指以似觸非觸衣服為佳，在不受力的狀態下，手臂甩動時，肘部自然伸與折。

5、注意走路的姿勢

每天在上下班的路上，若能步行前去就最好步行前往。在步行鍛鍊中，姿勢非常重要，走步時要做到：上身筆直，下巴前伸，抬高頭，兩肩向後舒展，挺胸、收小腹，臀部夾緊，千萬不要彎腰駝背。

如果走路時不緊縮小腹，無論你走多少路，也無法刺激你的腹部肌肉，你的小腹就不

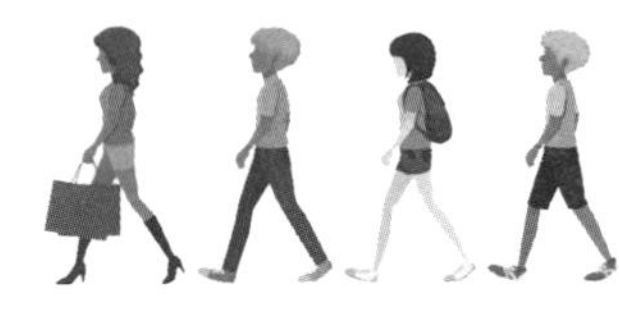

會縮小。此外，駝背會破壞身體的平衡感，降低走路的運動效果。

同時，在走路時要展開膝蓋，讓伸直的膝蓋在不受力的情況下行走。膝關節伸直了，步伐變大。至於步幅的大小，應使你覺得舒服為宜。還要記得讓腳跟先著地，再將身體重心向腳尖轉移，這樣效果會更好。

最後，前腳向正前方邁出，腳的內側足跡形成一條直線。一般人們總覺得腳尖多少有點向外撇。有時為了追求速度，向外撇點很有必要。有的人慢步時腳尖也外撇，俗稱外八字，這樣走路較穩。

6、走走停停

最新研究顯示，在步行過程中，如果能夠分段進行，其減肥效果將會更好。例如：同樣是為時2小時的健身運動，將其分成40分鐘一次共做3次，所消耗的脂肪幾乎是分成60分鐘一次共做2次的7倍。這主要是因為我們在每次運動之後，體內可能維持最高新陳代謝速率至少12小時，體內囤積的脂肪也會在此時被迅速消耗。

另外，在減肥的人群中，有些人的工作相當忙碌，每天還有各種應酬，使得安排的減肥計畫一次又一次地付諸東流。其實，瘦身並不見得必須要放下所有的事情，刻意去做，我們可以利用上下班途中等車以及乘坐公車的時間鍛鍊一下，其效果也是非常好的。

7、甩包鍛鍊

對於女性來說，每次外出通常都會攜帶手提包，在不妨礙別人的情況下，可以把它當成「微型運動器材」，以前後甩動的甩手提包的動作進行運動，鍛鍊手臂肌肉。不過，一定要注意的是，如果手提包太重的話，不僅容易損傷肩關節，而且還有可能誤傷路人。

8、等車時間的利用

生活在都市中的我們，每天都會遇到等車、等紅綠燈的情況，在這段時間裡，很多人都會無事可做、百無聊賴。其實，如果運用好這段時間，做些適當的鍛鍊，比如收腹練習，同樣會收到很好的效果。具體做法是：將注意力集中在腹部，全力收緊，感覺彷彿肚臍貼近後背，持續6秒鐘後還原。如此反覆這些簡單的練習，可增強胃腸運動，使腹腔內所有器官都受到按摩和刺激，減少腹部的脂肪，發揮減肥作用。不過，孕婦，患有心臟病、胃潰瘍或十二指腸潰瘍的人不適宜練此功。

9、坐車時的鍛鍊

當你坐公車時，如果車上有座位，那麼，這時候你同樣可以做做運動。具體做法是：在座位上坐好，腿呈90°，腳跟固定不動，腳尖上上下下反覆擺動，這個動作可以鍛鍊小腿

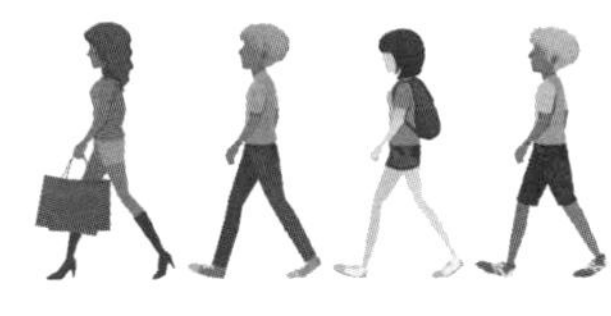

的肌肉，讓小腿線條更勻稱。另外，坐著的時候還能夠鍛鍊腹肌，你可以將雙腿併攏抬至離地面約5公分的高度，讓腿懸空，盡量保持這個姿勢，能持續多久就持續多久。

10、沒有座位的鍛鍊

上面我們提到如何在公車中坐著鍛鍊，並不是說沒有座位的話就無法鍛鍊了。無論有沒有座位，鍛鍊都是可以進行的，不同的只是方式罷了。因此，如果公車上沒有座位，那麼你可以用手拉住車上的吊環，時而用力握緊，時而放鬆，反覆做，就會使手腕變細。另外，還可以手握欄杆，一邊數拍子，一邊用力向內收腹，這種方法可以有效地達到緊縮腹部肌肉，使小腹變小的目的。

現在，採取步行的方法減肥的健身者至少有3700萬人之多，但專家指出：在這些步行減肥健身者中，至少有一半以上的健身者沒有採取正確的方法，以致於減肥效果大大打了折扣。而步行減肥者要注意的關鍵有以下幾點：

1、注意步頻，通常要保持一分鐘140步以上。

2、注意正確的步行姿勢。頭部微微上揚，上身稍向前傾，肩膀放鬆，背部挺直，腹部收緊，腳跟先著地，步伐盡量輕盈，雙臂可呈直角自然擺動，呼吸均勻，精神集中。

3、一段時間之後，可逐漸加大運動量。如：剛開始的時候你每天可以步行30分鐘，速度可以稍慢一點，但在第二週的時候，每天可以增加10分鐘的鍛鍊時間，步頻方面也可以增加10%；一個月之後每天可持續40分鐘，步頻則增加50%。

4、要堅持不懈。短時間達到減肥效果顯然是很難的，不要妄想一步登天，但只要堅持下去，一定會達到預期的目的。

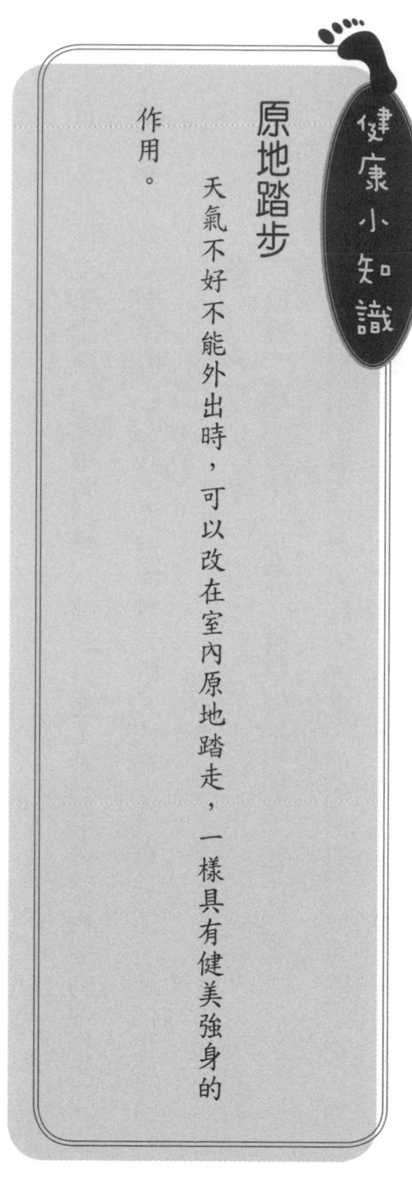

健康小知識

原地踏步

天氣不好不能外出時，可以改在室內原地踏走，一樣具有健美強身的作用。

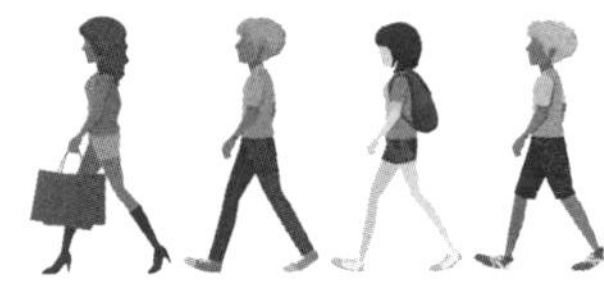

第3節 打造美腿的另類走法

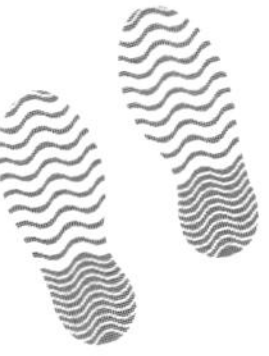

有許多女性都夢想自己能擁有一雙完美的美腿，她們遍尋能夠達到理想的祕方，卻又擔心服用藥物會有副作用。因此，如何能夠健康又快速地擁有美腿，恐怕也是所有女性最盼望知道的。

其實，妳若能換換走路的方法，那麼，就離妳夢想的美腿不遠了。

生活中，我們都會有很多散步或是走路的機會，但如果只是簡單的行走，那實在有些浪費，如果在行走的同時，稍微調整一下步態和體態，那就可以輕而易舉的達到瘦身、美腿的效果了。

在散步的時候，增加踢腿、擺平的動作，並盡量大動作，放大步伐走一段路，之後再改用小急步走，當覺得呼吸急促時，再慢慢改回大步走。多次交替進行，這樣持續一段時間之後，不僅可以增加走路的耐力，而且，如果每次將這種走法持續半個小時以上的話，燃燒的卡路里就會比平時散步多出很多倍。因為這樣的走法，會把重心放在小腹上，也就是用「小腹」走路，這樣一來，不僅不會導致大腿變粗，而且還可以達到細腰、瘦身的效果。

用這種方法走路，大概只要每天走十五分鐘，持續三週之後，腿形就會改變過來。當然，在剛開始的時候，因為還沒有習慣這種正確的走路方法，腿型每個部位都會感到疼痛，這是正常的，這時候，可用淋浴按摩來減輕疼痛，比如用熱水與冷水交替淋浴可以使疲憊的腿得到迅速的恢復，還可消除雙腿的浮腫，或者也可以在腿腳疼痛的時候，將靠墊放在小腿肚的下面，墊高雙腳睡覺，這對消除腿部疲勞，也很有效果。

最後一種美腿的方法就是用腳後跟走路，它所需時間很短，尤其適合現在忙碌的上班族，每次只要一分鐘就會產生效果，是一個非常方便的美腿方法。

這種運動的好處在於，用後腳跟走路可以提臀、收小腹、瘦小腿，鍛鍊大腿的內側肌，減少大腿內部的贅肉等。

另外，有些人腿型不好，就是因為走路的方法不對造成的。如果能以正確的姿勢走路的話，肌肉就會緊縮，消除多餘的贅肉，最後變為美腿。而正確的走路姿勢，需要靠平時的練習來養成，一定要記得在走路時，身體挺直稍微往前傾，然後再踏出腳來，這樣堅持下去，就可以修正腿部形狀了。

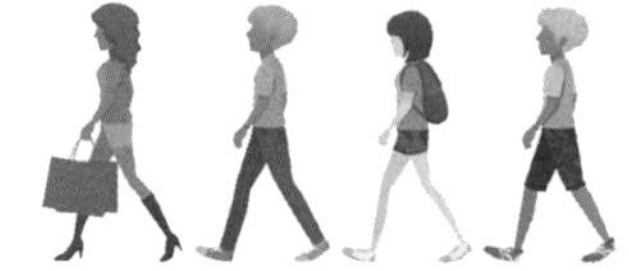

健康小知識

在進行這種有益健康的運動時，若能適當的放一段進行曲或音樂，以此來加強走路的速度，不僅可以增加些許樂趣，而且也會緩解疲勞。

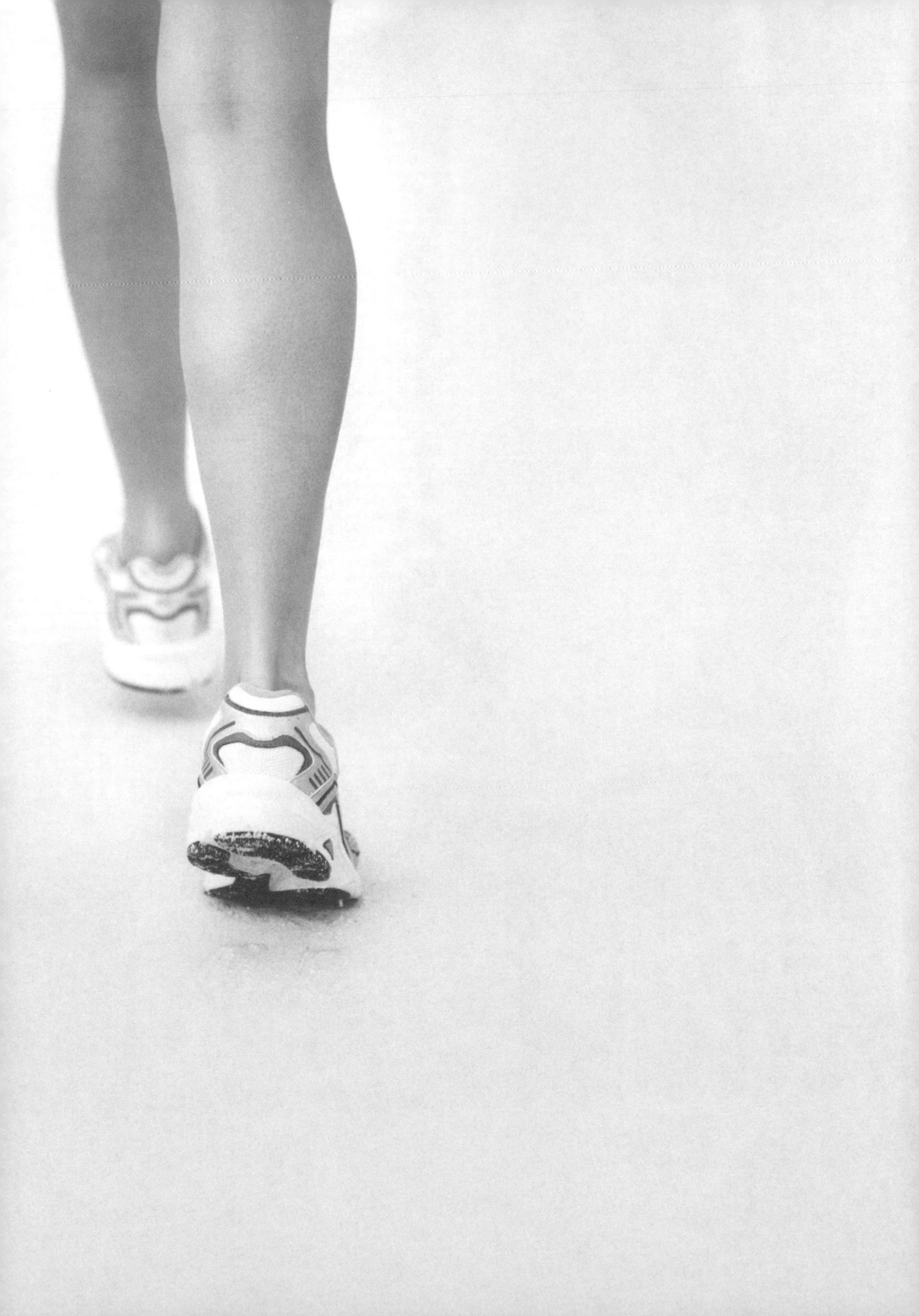

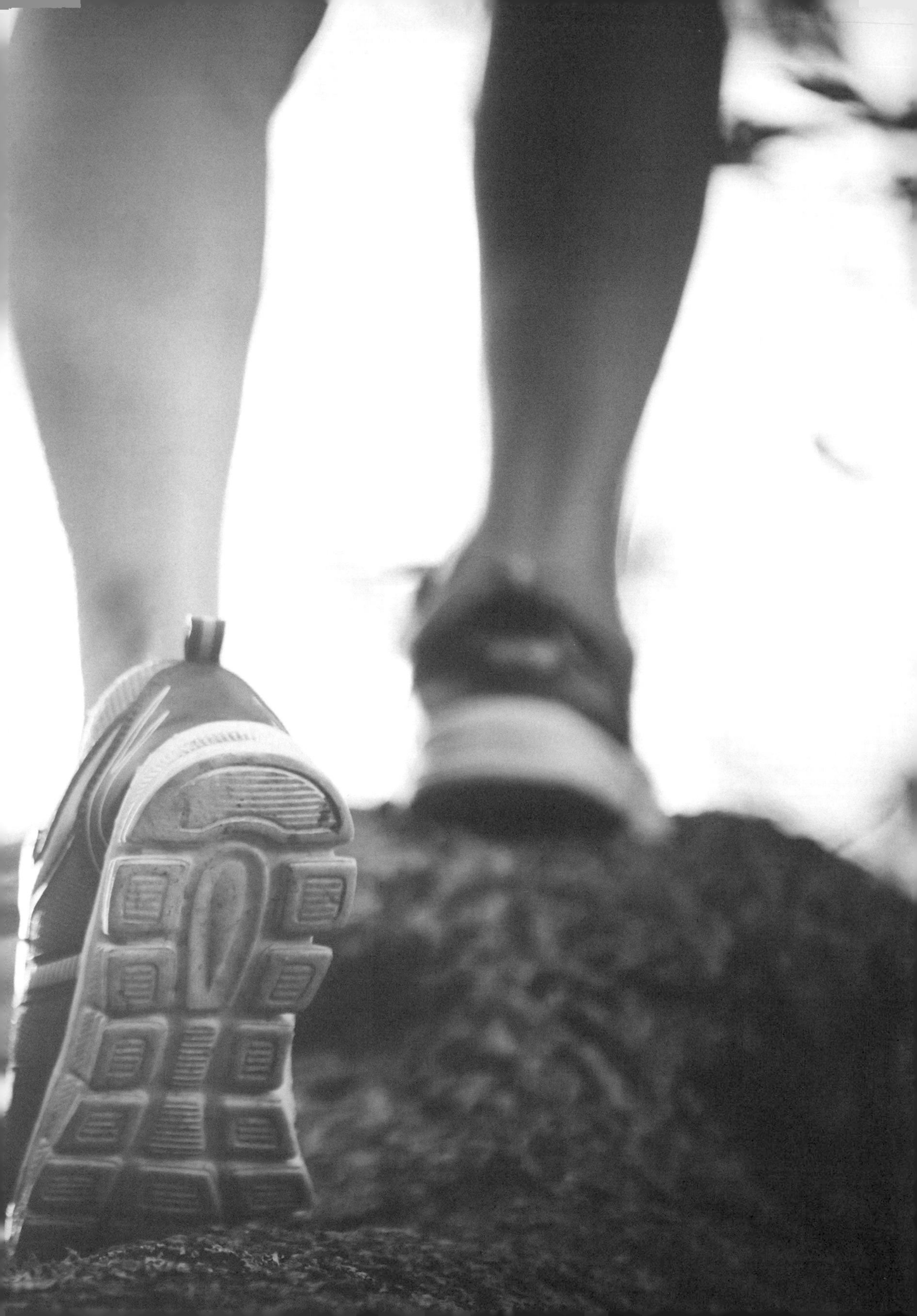

第十四章

孕期快樂健步行

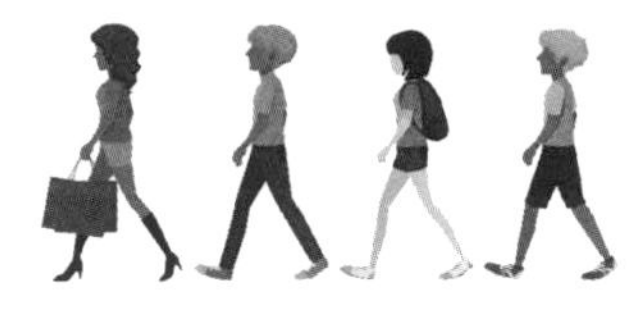

在懷孕期間，孕婦可能會從醫生或朋友等各個管道獲得很多種活動身體的方法，但所要注意的基本原則是，孕婦一定要選擇緩和的運動。

醫學專家曾指出，對孕婦來說，最舒服的運動，就是不會增加身體額外負擔的運動。很多的運動都有造成運動損傷的可能，絕對不適合孕婦進行，因此，具有許多好處而又不會造成運動傷害的走路，也就成為當仁不讓的最佳選擇。

第1節 健康媽媽從運動開始

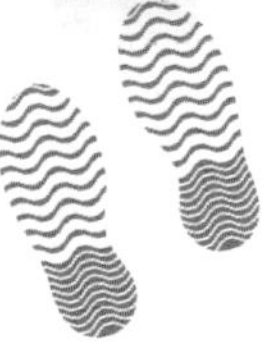

懷孕後，孕婦的心、肺、腎等內臟器官的負擔加重，平時也變得容易疲勞，嗜睡，並且活動也越來越不方便，加上過去老觀念過分強調孕期運動潛在的危險。因此，很多孕婦經常不是坐著就是躺著，丈夫和父母也是盡量包攬所有家務，結果導致孕婦體質越來越差，出現各種可能的不適和風險。

然而近來資料顯示，營養好的健康婦女正常的身體活動是安全的且可能有某些益處。適當運動的婦女很少經歷正常懷孕的不適，正常運動能帶來良好情緒，對孕婦和胎兒都是比較有利的。

運動的好處具體來說有以下幾點：

1、適當的運動能增強心肺功能，可以預防和減輕由懷孕帶來的氣喘或心慌等現象；能消除和緩解背痛、腰痛等症狀，增強身體耐力，為最後的順利分娩做好準備。

2、促進腰部及下肢的血液循環，減輕中後期的腰痠腿痛、下肢浮腫等壓迫性症狀。

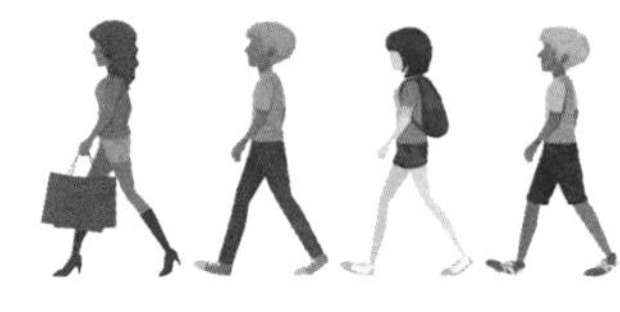

3、能改善或幫助消化和排泄，促進新陳代謝，減輕或改善孕期的便祕現象，同時增進食慾。

4、肌肉的收縮運動能增加腹肌、腰背肌和盆腔肌肉的力量與彈性，不僅能防止因腹壁鬆弛而導致的胎位不正或難產，也能縮短分娩時間，減少產道撕裂傷和產後大出血等可能。

5、消耗過多脂肪，避免孕期體重過快增長；也減少生育巨大兒的可能。也能有效調節血壓和血糖，避免出現妊娠高血壓和糖尿病等妊娠疾病。

6、每天室外的新鮮空氣對孕婦和胎兒都是十分有利的；一定的陽光照射也能促進鈣和磷的吸收，能防止孕婦缺鈣，有助於胎兒正常的骨骼發育。

7、適當的運動能使孕婦產生輕微的疲勞感，能有效幫助孕婦改善睡眠，緩解可能出現的孕期失眠、少眠等不利症狀。

有關醫學專家發現，運動後的孕婦在分娩時心跳頻率較低，血壓相對穩定，分娩時比不運動的孕婦要順利。同時，醫學專家還發現，孕婦在運動時胎兒也隨之運動，胎心每分鐘會增加10～15次，表示胎兒對運動的適應性反應，出生時的健康狀況會比一般新生兒好。可見，適合的運動對母嬰健康都是十分有利的。

不過由於懷孕這個特殊的時期，註定了孕婦的特殊生理，因此運動時需要注意：

1、運動前和運動後要及時補充水分。

2、如果孕前從不進行體能運動的，孕後要循序漸進地開始，一開始的強度可以小一些。

3、不要在高溫和潮濕的天氣裡過度運動，即使在涼爽的氣候中，也不宜運動得滿頭大汗。

4、一旦運動中出現身體不適的時候就應該立即去看醫生。

5、有些孕婦在運動時產生眩暈感，也有一些會呼吸困難，因此選擇運動項目時要根據自身情況具體決定。

6、運動中如出現疲勞、眩暈、心悸、呼吸急促、後背或盆骨疼痛時，應該立即停止運動。

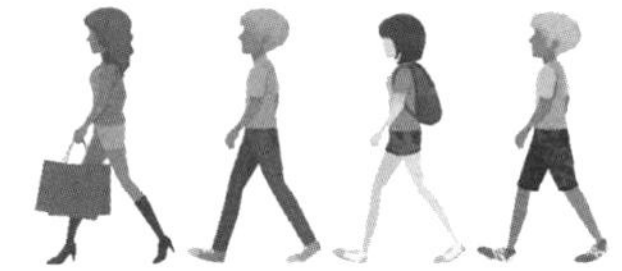

健康小知識

散步改善夜間睡眠

適當的運動能使孕婦產生輕微的疲勞感，能有效幫助孕婦改善夜間睡眠，緩解可能出現的孕期失眠、少眠等不利症狀。

第2節 孕婦健身，首選走路

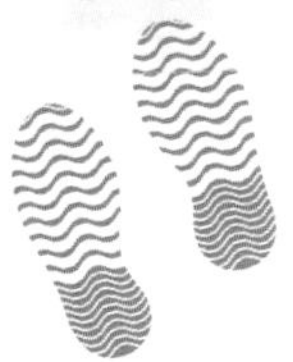

曾經有人問孫中山先生「你最愛什麼？」孫先生直言不諱地說：「女人。」他解釋說：「當一個女人把她的乳汁奉獻給嬰兒的時候，當一位妻子把她無限的愛奉獻給她的丈夫的時候，你不覺得她們是最可愛的嗎？」

的確，身為一個女人，生育是一項神聖而偉大的事，也是一個漫長而艱辛的過程，孕婦和小寶寶都那麼的脆弱，所以需要更多的呵護。因此，孕婦們一定要學會好好的照顧自己，而身為丈夫或家人，在她懷孕期間，更應該好好照顧她，時刻留意她的心情，這不僅會讓家庭更加溫馨和睦，而且還會使孕婦和寶寶的身心都更加健康。

懷孕期的婦女，早期大多會出現嘔吐的現象，後來隨著身體慢慢的沉重，容易感到疲倦，沒有興趣做任何事，整天昏昏欲睡，提不起精神。同時，隨著胎兒一天天長大，孕婦腹部逐漸膨脹，脊椎向前凸出，為了保持身體的平衡，就必須將身體重心向後傾，導致行動不便，而且脊椎過度前凸會造成背部肌肉持續緊繃與疲勞，進而造成腰痠背痛。這時候

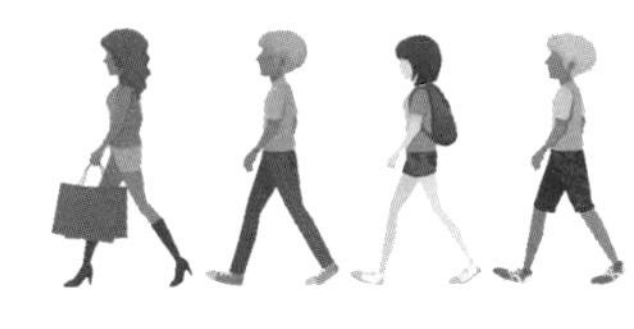

孕婦多半不願意運動，確實，此時如果活動不當的話，會引起流產、早產或陰道流血等症狀，造成不必要的損傷與痛苦，但對孕婦來說，適當的運動卻是必須的。

因此，懷孕期婦女運動所要注意的基本事項有兩點：一是一定要運動，二是運動一定要適當。

具體需做到以下幾點：

1、在整個懷孕期間都應避免腹部擠壓、劇烈震動腹部的運動，如疾跑、跳躍等。

2、如果運動後的心跳次數，每分鐘超過130次，就應該終止此項活動，調整運動項目。

3、運動和運動的時間不宜過長，最長也不宜超過半個小時。

4、在運動過程中要慎重使用音樂，以免在歡樂的樂曲中不知不覺造成運動過量，引起疲勞，損傷身體。

5、運動量，以運動後5～10分鐘便能恢復到運動前的心率、身體無不適感覺為度。

同時，在懷孕期間，會有許多孕婦因胎兒的生長而影響腸子的蠕動，進而造成便祕的現象，而此時，如果能保持每天走適當的距離，就可以促進腸胃的蠕動，幫助消化，進而減輕便祕的症狀。

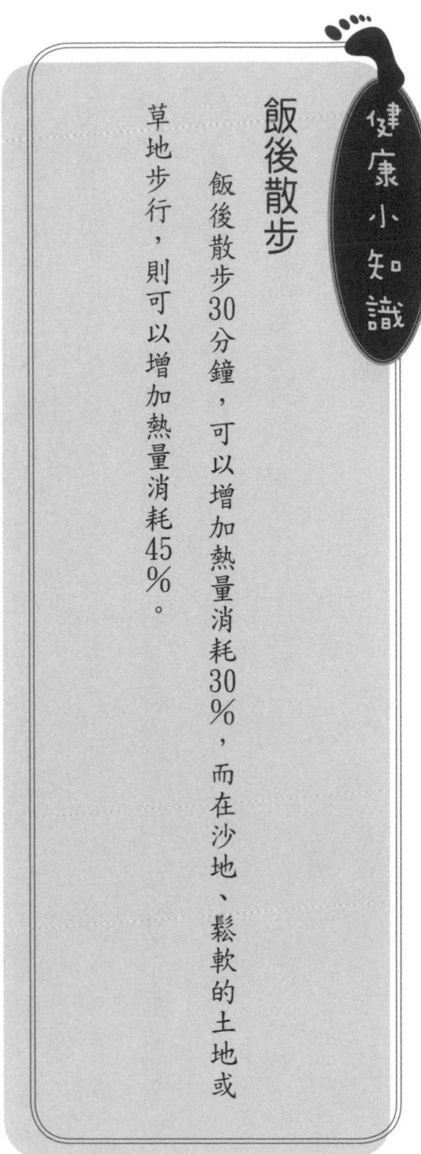

飯後散步

飯後散步30分鐘，可以增加熱量消耗30%，而在沙地、鬆軟的土地或草地步行，則可以增加熱量消耗45%。

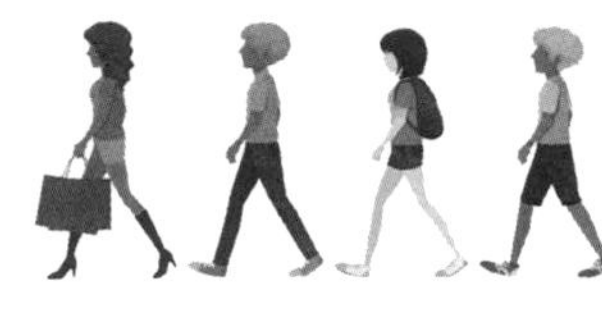

第3節 「大」有「大」走法

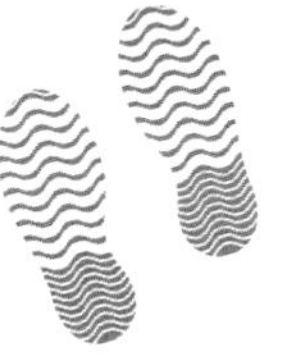

我們可以想像一下，在道路平坦、環境優美、空氣清新的林間小道上，一位懷孕的母親由丈夫陪同緩慢而行，觀看大自然景色，聊天、談心等，是多麼愜意的事情。

對孕婦來說，散步不僅可以提高神經系統和心肺功能，還能促進新陳代謝。有節律而平靜的步行，可使腿肌、腹壁肌、心肌加強活動。由於血管的容量擴大，肝和脾所儲存的血液便進入了血管。動脈血液的大量增加和血液循環的加快，對身體細胞的營養，特別是心肌的營養有良好的作用。

同時，在散步中，肺的通氣量增加，呼吸變得深沉。由於孕婦的生理特質，散步是增強孕婦和胎兒健康的有效方法。

然而，孕婦在散步的時候，應注意以下幾點：

1、選擇好散步地點

如果條件允許的話，最好選擇那些花草茂盛、綠樹成蔭的場所。例如：空氣清新的公園、郊外、林蔭綠地、乾淨的水塘湖泊邊等。因為這些地方空氣清新，氧氣濃度高，塵土和噪音都比較少。經過了一天的忙碌，孕婦心理上受到緊張的刺激，孕體也會感覺疲乏不適，如果能夠置身於這樣一個寧靜、恬淡的環境中散步，無疑是一次很好的身心調節。

當然，若是條件不允許的話，散步的地點就選擇一些比較清潔、僻靜的街道。一定要注意避開那些空氣污染嚴重的地方，例如鬧區、市集、交通要道等，這些地方空氣污濁，煙霧瀰漫，病毒、細菌等污染都很嚴重，如果在這種地方散步，不僅不能產生任何作用，反而會給孕婦及胎兒帶來不良的影響，可以說得不償失。

2、選擇好散步時間

一般情況下，市區下午4點至7點之間的空氣污染相對來說比較嚴重。一定要避開這段時間，並根據孕婦個人的工作、生活情況安排好散步的具體時間。

散步時間最好選在清晨。散步時最好請丈夫陪同，這樣可以增加夫妻間的交流，培養丈夫對胎兒的感情。另外，還可以欣賞大自然的風景，又可以輕鬆的聊天、談心，對孕婦無疑是一種適宜的精神享受。孕婦心情愉快，頭腦清新，有利於消除疲勞，並有助於胎兒健康成長。

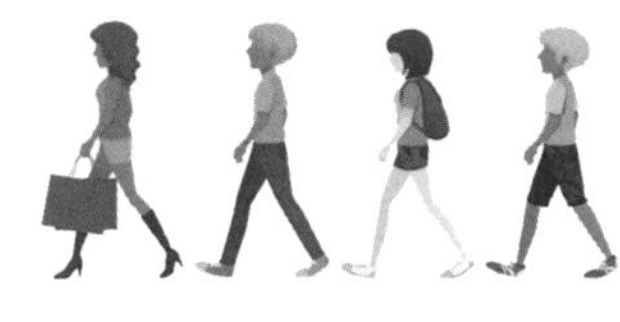

3、選擇好散步姿勢

孕婦走路時並沒有強制性的標準姿態的限制，唯一需要注意的是，準媽媽走路時應雙眼平視前方，脊椎挺直，而身體的重心要放在後腳跟上，踏步時應由腳跟至腳尖逐步著地。

4、選擇好鞋子

散步時，要穿寬鬆、舒適的衣服和鞋。隨著孕婦形體的改變，身體的重心也相對地發生轉移，而且足、踝、小腿等處的韌帶也會鬆弛，稍有不慎，會影響胎兒的生長，或者造成產後腰、腿疼痛的後遺症。因此，要選擇高度2公分左右，有彈性、用柔軟材質做成的寬鬆的幫面，後跟比較寬大、結實的鞋，才能有效地減少走路時的震動力，保護孕婦和胎兒。

醫學研究顯示：孕婦愉悅的情緒可促使大腦皮層興奮，使孕婦血壓、脈搏、呼吸、消化液的分泌均處於相互平穩、相互協調的狀態，有利於孕婦身心健康。同時改善胎盤供血量，促進胎兒健康發育。

孕婦持續每日散步，可以鍛鍊腹肌，增強腿部力量。散步時做深呼吸，呼出二氧化碳，吸進新鮮氧氣，吐故納新，可以大大增加肺活量，使身體產生抵抗力，為分娩做好充分的準備。

另外還需注意的一點就是，孕婦在散步時應選擇風和日麗的天氣，霧、雨、風及天氣驟變都不宜外出，以免發生感冒等情況。

健康小知識

步行有助於新陳代謝

腳有26根獨立骨頭，30條不同的肌肉，50根肌腱，25萬個汗腺和33處關節。步行可促進新的骨骼細胞生成，幫助身體完成相當龐大的新陳代謝——相當於每7年產生一套全新的骨骼。

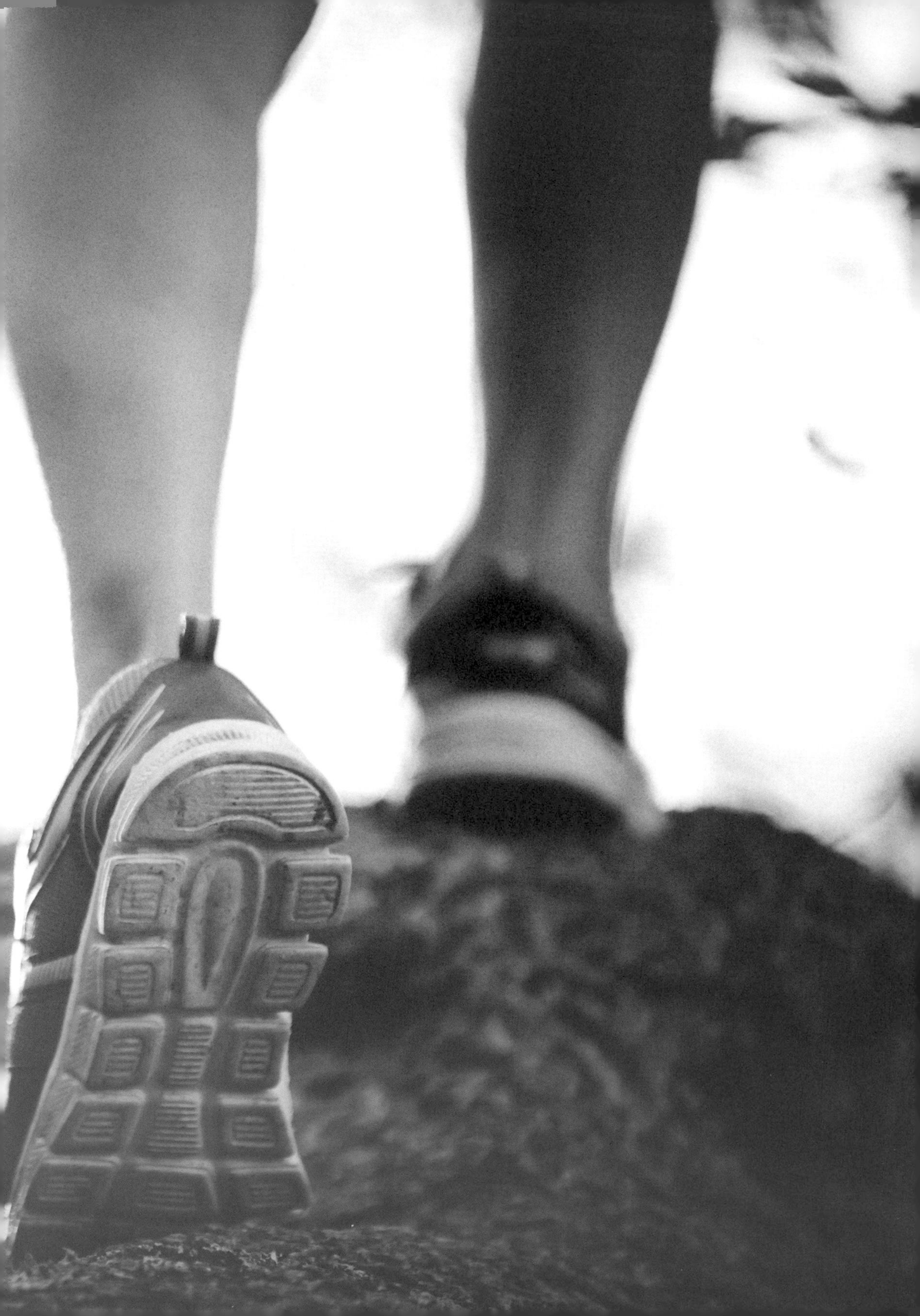

第十五章

健康走路學問多

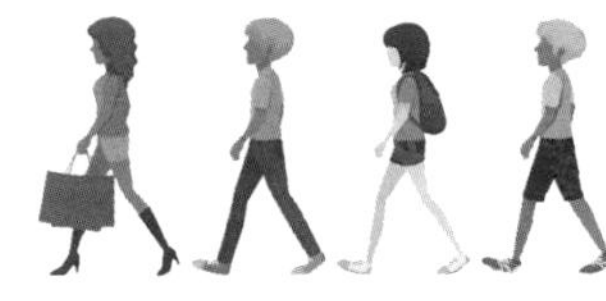

第1節 為自己選一雙好鞋

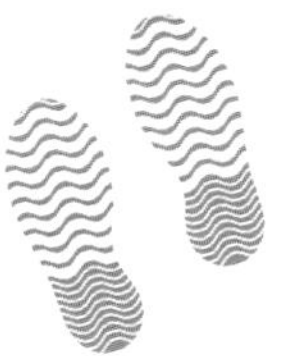

既然要做健身運動，那麼首先就需要擁有一雙好鞋才行，那麼你會給自己選一雙好鞋嗎？答案卻是未必。

想要給自己選一雙好鞋，需要先來認識自己的腳。

人在步行或是跑步的時候，正常的腳應該是腳跟外側先著地，然後腳跟到腳尖依序著地，最後離地之外，腳掌還會有一個向內翻轉的動作，否則大家都是內八字，鞋外側面很快磨光光！這個時候足弓會被壓，像橋樑一樣，適當下塌被拉長，來吸收人體下落時地面的反衝力。但是不是人人都有正常腳型的，比如有些人會足內翻不足，也就是所謂的內八字，跑步的時候僅僅只是腳外側的一部分落地，所有的壓力都集中在一腳外側面小小塊面積上，所以會在跑步時感到地面過多的衝擊力，解決這個問題只要穿雙避震性佳的鞋子就行。而與足內翻相反，足內翻過度的話，腳踝關節和韌帶會承受過大的壓力，是不是很容易扭傷，特別是「三下」——下落，下坡、下樓的時候，這時你就需要一雙慢跑鞋。現實生活中很多人存在著足內翻過度，下面就具體來介紹慢跑鞋的選購注意事項。

在鞋類產品中，慢跑鞋是專門為了滿足這類特殊的功能需求而設計的一種鞋，穿著一雙好的慢跑鞋來保持行走過程中的舒適度是很重要的，現代慢跑鞋的設計充分考慮了慢跑運動獨特的跨步形式和所受的壓力。

下面我們就將向你介紹買鞋時應該注意的事項：

1、觀察鞋子的構造

（1）後跟結構。鞋跟是和地面接觸的點，而這種接觸通常在一次走路時會發生上千次之多，所以，鞋跟是相當重要的。一般來說，應當選擇有輕微傾斜的後跟和平衡性好的鞋。慢跑鞋的後跟一般都不厚，並且在鞋底後跟外側部分有一個輕微的斜角，它主要是用來保護腳和腳踝的，這樣可以應付腳的彎曲動作，提高行走效率。減震在行走這種運動中來說並不像在其他對腳有重壓的運動中那麼重要。但慢跑鞋的後跟必須是經過特殊設計的，使其能完全適應腳在行走時的自然彎曲動作。

（2）後跟高度和減震墊。因為走路時所需的減震功能遠不如跑步時的要求高，所以，慢跑鞋底的後跟龍骨高度較低。另外，慢跑鞋的中底的厚度較薄，因為慢跑鞋的減震只要適當即可。套後是用塑膠或複合材質製成的用來增強後腳跟部分的穩定性，應用套後來改

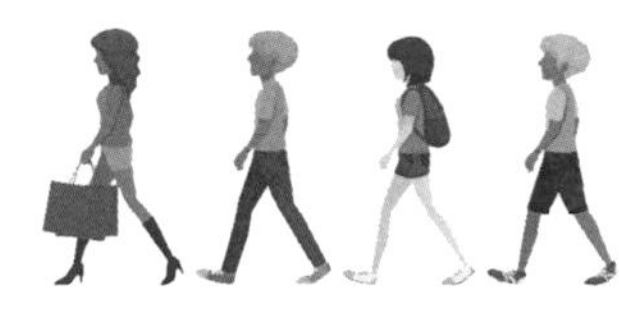

變後跟的堅硬程度，進而提供更好的控制作用，使你的腳在走路時保持穩定。

（3）曲撓性。走路時所需的曲撓性要比跑步時要求更高一些，因此慢跑鞋在結構設計時必須能適應其曲撓性的要求。有些鞋在鞋大底的前掌部分水平橫切了一條彎曲溝，使腳在活動時更加靈活，更加自然。如果鞋上沒有彎曲溝的話，那麼選的鞋子的大底一定要很柔韌。

（4）鞋面材質。慢跑鞋的鞋面材質通常要足夠結實，但同時還要透氣、輕便。全皮的鞋是最結實和穩定的，但透氣性不太好，而且比較重。而由皮質和輕便透氣的人造網布結合使用而製成的鞋面不僅耐用性好而且比較透氣，更大的優勢是很輕便。

（5）鞋頭。慢跑鞋的鞋頭部分必須留有一定的空間，進而保持在腳著地過程中由後跟先著地再到腳尖著地的這個過程中腳的充分舒張。如果鞋頭部分空間太小的話，會嚴重束縛腳步肌肉和肌腱，並會出現疼痛和抽筋的問題。因此，你的腳的大拇趾到鞋頭最前面部分之間應空出大約一個拇指的寬度。

2、試鞋的方法

（1）尺碼。腳尺碼的大小是選鞋的最關鍵因素。因此不要隨意估計你現在腳的尺碼大小，因為腳的尺碼是隨時變化的，所以在買鞋之前，一定要先確定好自身腳的尺碼，再去選購喜歡的慢跑鞋。記得你所買的鞋一定要比你的腳的尺碼大上一個指頭的寬度才可以。

（2）動動腳趾。在繫緊鞋帶之後，動一動腳趾，適合自己的鞋子必須是讓你的腳趾感到寬鬆，而且不會頂到鞋子的前端，如果腳趾頂在鞋子前端，走下坡路的時候會非常難受，久而久之容易受傷。

（3）兩隻都要試穿。即使是一個人的兩隻腳，其大小也會略有不同。因此買鞋時必須保持你所穿的鞋合乎你略大那隻腳的大小，而不是遷就較小的腳。

（4）試走一段路。穿上鞋子後在店裡走上五分鐘左右，確保鞋子各部分與腳更緊密結合，感受是否舒適。

（5）傍晚時買鞋。傍晚的時候，足部會比一天中的其餘時間略為浮腫，這時去購買，買到的鞋型會更適合自己。

對於鞋的壽命，以及何時購買新的慢跑鞋，則需要根據自己的實際情況而定，一般來說，慢跑鞋大概在穿過走了500公里或你已經穿過6個月就需要更換了。因為中底部分的減震墊層已經損壞。

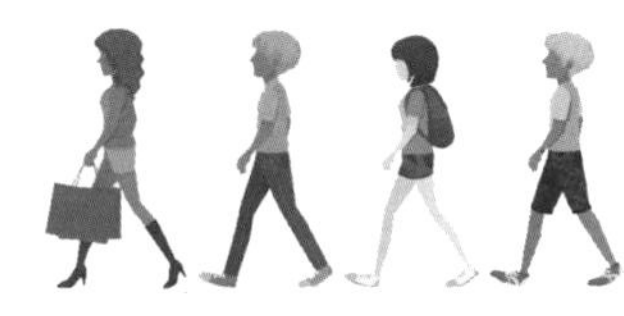

健康小知識

走路要穿合適的鞋

有的人走路時總是左右搖晃，這主要是因為穿了不合腳的鞋，或穿了太高的高跟鞋，這樣容易使人走路不穩、搖搖晃晃，長久下來會對腰、背、腿、膝等處造成很大的負擔。糾正方法：走路時別穿高跟鞋；還要神情穩定，別東張西望。

另外，很多人認為薄底鞋很適合走路，或是穿皮鞋走路健身，其實這是非常錯誤的做法。75%的運動傷害來自吸震不良，走路健身需要一雙合適的鞋保護雙腳。太薄或太硬的鞋子會將路面的不良情況直接反射到腳部，進而失去緩衝和保護腳部的作用，並導致蹠腱腱膜炎（表現為腳底心痛或腳背痛）。所以，走路健身時一定要穿彈性較好的運動鞋或休閒鞋。

第2節 尋找最好的走路地點

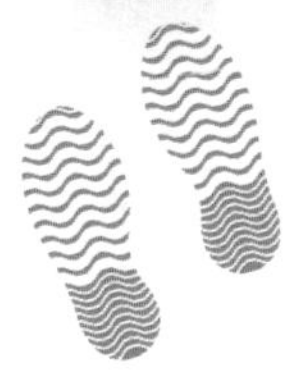

環境與我們的生活息息相關，想要讓自己步行的健康，環境因素不容忽視。因此步行運動時挑選環境的需要注意以下幾點：

1、不在空氣污染的環境中進行運動

大氣中的二氧化碳是影響體能運動效果的重要污染物，它們可導致胸腔發悶、咳嗽、頭痛、眩暈及視力下降等，嚴重的還可導致支氣管哮喘。在馬路邊步行，呼吸中瀰漫著由汽車排放的大量二氧化碳，會對運動者的健康造成嚴重的危害。因此，應避免到汽車流量大的馬路邊散步或快走。另外，在遇到沙塵暴、可吸入顆粒物較多或大霧的天氣時，也應停止在戶外的運動。

2、不在烈日下運動

在步行時皮膚過度暴露在強烈的陽光下對機體也會產生很大的傷害。紫外線可使局部皮膚毛細血管擴張充血，使表皮細胞破壞，導致皮膚發紅、水腫，出現紅斑；過量紫外線

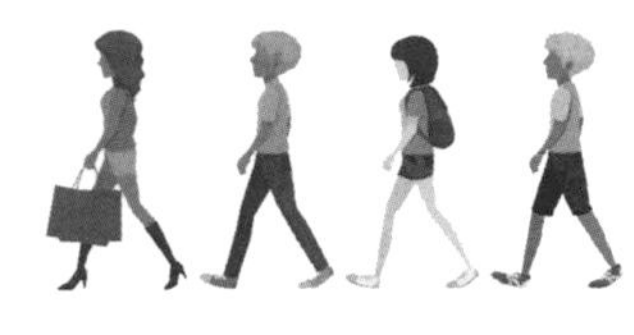

照射還可以引起光照性皮炎、眼炎、白內障、頭痛、頭暈、體溫升高、精神異常等症狀。此外，過度紫外線照射還會誘發皮膚癌。過強的紫外線照射對機體有害。它可使局部組織溫度過高，甚至發生燒傷。當頭部受強烈陽光照射時，其中的紅外線可使腦組織的溫度上升，而引起全身機能失調。

3、選擇濕度適應的運動場所

在氣溫適中時，空氣的濕度對人體影響不大，而在高溫或低溫時，較大的濕度對人體十分不利。濕度越大，人體透過蒸發散熱的途徑將受到越大的阻礙，人體產熱和散熱的平衡將被打破，使機體的正常功能受到不良的影響。在一般情況下，適宜的濕度為40～60％，在氣溫過高或過低的情況下，空氣濕度越低越好，當氣溫高於25℃時，空氣濕度以30％為宜。在體能運動時一定要對環境進行適時地監控，將不利於健康的因素控制到最低點。

針對以上三點，對於走路地點的選擇，無論如何，一定要選擇一處安全、空氣清新的走路環境。而那些過遠或太過髒亂的地方，你一定不要選擇，這樣不僅會影響你對走步運動的興趣，而且在那些太髒的地方走路，對身體也沒有任何好處。

當然，最好的步行環境就是在社區的小花園或附近的街道裡走上幾圈。如果住在郊區，那就更好辦了，你可以在田間的小徑和車少的馬路上進行。

如果你對附近的環境不滿意或條件不允許，則可以考慮以下地點：

公園

在這裡，你可以找到很好的走步路線，如果公園就在你家附近，那可真是非常方便的。因為這些公園裡通常都會提供洗手間，有的甚至會標示路程的長短。這樣一來，你就可以測控自己走路的距離和速度，而且在選擇走步地點的時候，要盡量避免去那些行人與自行車共用一條道路的公園，以免發生意外事件。

另外，單獨走路者在選擇地點時，對於那些什麼都好但很少人去的地方，從安全方面考量，要盡量結伴而行。

跑道

高中和大學的跑道，對一個想要改進走路技術的人來說，是個不錯的選擇。同時對於那些想要提高速度達到一定的走路路程，然後回家的人，也是一個非常不錯的選擇。學校裡的環境都相當的不錯，足以和公園媲美，不過也許學校跑道上的人相對多了一點。

購物中心

在走路者當中，有很多走路者都把地點選在購物中心裡，因為在這裡進行走路運動，

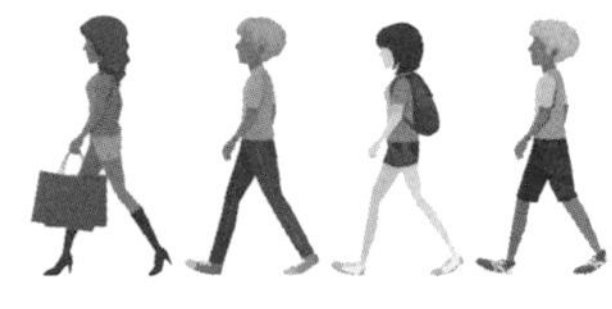

不僅鍛鍊了身體，而且還可以享受中央空調的溫度，又不受交通環境的干擾。在這裡練習，你還可以享受到洗手間、電話甚至食物的方便。

體育場

如果有的朋友距離體育場很近的話，也是個很好的選擇。體育場裡的專用跑道或許會提高你的練習興致呢！

綠化帶

如果你住的附近有綠化地帶的話，例如小河旁或平坦的草地、郊外泥路等都很不錯。綠化地帶的清新空氣會在你運動的同時，為你的健康加分。另外，在走路運動時，可以適當地改變一下走步環境，例如，如果能在休息時去郊外進行越野跑則可以提高練習興致。

健康小知識

外出旅遊的走法

在外出旅遊時，上下山盡量走石階，少走山路斜坡。這樣較符合力學和生理要求，安全又省力。而且，上午出遊的路可走得稍快，傍晚返程則要走慢些，以免疲勞的關節、肌腱受傷。

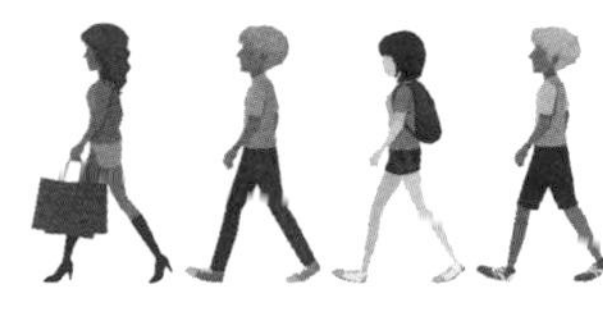

第3節 在合適的時間裡走路

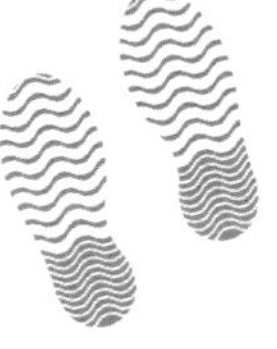

在我們決定了走路的地點後，接下來就要解決走路時間的問題。根據國外許多學者研究發現：人體經過一晝夜的機體變化，使得每天8～12點、14～17點是肌肉速度、力量和耐力處於相對最佳狀態的時間，如果能在這段時間進行健身鍛鍊和運動訓練，將會收到很好的效果。

而在3～5點、12～14點這段時間，肌肉則處於相對最低態，如果在這段時間從事體能運動的話，會很容易疲勞，而且在「負荷量」過大的時候，發生運動損傷的機率要比平時大許多。

而根據人體生理時鐘的規律，傍晚時，人的體力、肢體反應敏感度與動作的協調和準確性及適應能力都處於最佳狀態，體內的糖也增至最高，所以每天在此時進行30～60分鐘的散步運動，也較有益於養生。

但在實際生活中，這種條件也是根據天氣等各種環境因素不斷變化的，因此，我們應根據客觀條件的可能性，盡量選擇相對最佳時間去從事體能活動，以便收到更好的健身和訓練效果。

在人們的慣常思維中，都覺得鍛鍊身體的最佳時間是在早晨，其次就是黃昏，因為那兩個時段的空氣最新鮮。然而，隨著城市的空氣污染情況加重，「聞雞起舞」的習慣已經不再適合現代人了，最佳的運動時間已經發生了變化。研究證明，在現今的一般情況下，空氣污染每天有兩個高峰期，一個為日出前，一個為傍晚，而且這種情況在冬季比較明顯，因為冬季的早晨和傍晚在冷高壓的影響下往往會有氣溫逆增現象，即上層氣溫高，而地表氣溫低，大氣對流幾乎停止，進而使得地面上的有害污染物停留在下層呼吸帶，而不能向大氣層擴散，這時候，有害氣體的比例要比平時高出2～3倍。

一個健康的成年人每分鐘呼吸16～20次，一天吸入空氣約10多立方公尺。但是在運動時，由於代謝的需要，使得吸入的空氣往往是正常狀態下的3倍。因此，每次運動時的環境與時間選擇也顯得尤其重要。不過，由於每個人生活、工作的環境空氣品質不同，因此在戶外運動時還要注意大氣污染指數的變化。如果某一時段或某一地段大氣污染指數過高，那麼，你一定要即時調整運動地點。

另外，在時間選擇上，還要根據每個人的具體工作和學習時間來決定。無論是早上運

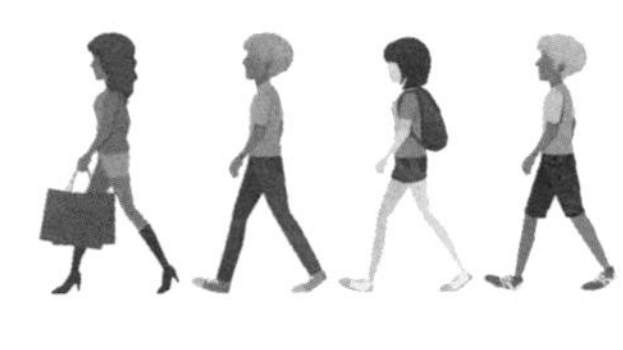

動，還是下午運動，運動都要適量。對健康而言，從什麼年齡開始運動都有效，有時間多運動，沒時間少運動，只要動起來就好，哪怕只是一招一式，都是很有好處的。但是有一點很重要：每次訓練應該安排在同一時間，無特殊情況不要隨意改變。因為固定訓練時間，能夠使你養成一種運動的慣性，有助於身體內臟器官形成條件反射，隨之進入到一個規定和正常的訓練狀態，為運動提供足夠的能量。

不過，無論你選擇何時運動，以下幾點也應當注意的：

1、飯前、飯後不能立即運動

運動後立即進食或飯後跑步都會引起胃酸分泌減少，影響對食物的消化，久而久之會引起胃病。一般運動結束後休息至少半小時後再進食，飯後休息2小時後再進行運動為宜。

2、睡前別運動

睡前運動會使大腦皮層處於高度興奮狀態，產生多夢或不容易入睡的不良反應，最好運動休息1個小時再入睡。

3、頻率

不一定要每天都運動，但是，連續三天內必須有一天時間要運動。

健康小知識

美國醫學專家推薦了一個用走路自測健康狀況的公式：如果你能在10分鐘內走完1公里，說明健康狀況良好；如果你能在20分鐘內走完2公里，說明你健康狀況優秀；而如果你能在30分鐘內走完3公里，那麼你的身體狀況與一個年輕力壯的年輕人一樣棒。

第4節 走路計畫的制訂

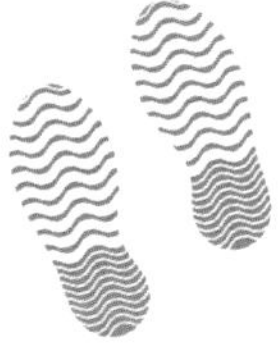

當然，選擇一個恰當的走路時間對我們每個人來說都比較容易，但是要制訂出走路計畫並堅持下去可能就不那麼簡單了。

對於制訂走路計畫，也許有些人認為沒有必要，只要自己在空閒的時間出去運動就可以了。其實不然，如果沒有一個比較詳盡完美的計畫，不僅不利於提高鍛鍊的積極性，還會因每次運動時間不同而影響運動效果，另外，制訂好計畫還可幫你養成做事有計畫和條理的好習慣。

因此，制訂一份詳盡完美的計畫書，也是很有必要的。不過，我們在制訂走路計畫時，具體細節要依自身情況而定，並力求按計畫堅持下去，而不要不切實際的亂寫，結果什麼都實現不了。

下面，我們介紹兩位走路愛好者制訂的走路計畫，供大家參考：

計畫1：

早晨：起床後喝杯水，在社區裡慢走5分鐘，再爬2分鐘的樓梯。

運動量：7分鐘內700步。

上午：在去上班坐車時，提前一站下車。

運動量：10分鐘內走1000步。

午間：吃過午餐後，在公司附近走一圈。

運動量：15分鐘內1500步。

下班後：整理房間來達到健身的目的。

運動量：5分鐘內500步。

晚餐後：帶著寵物或和朋友一起出去散步。

運動量：15分鐘內1500步。

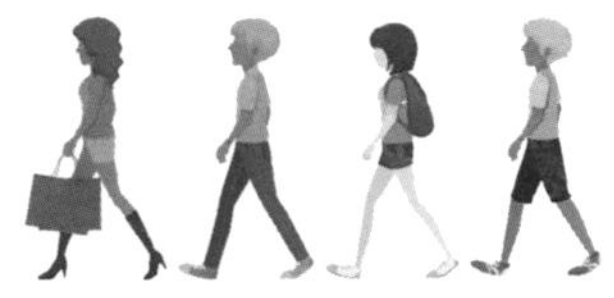

計畫2：

早晨：

6：30～7：00

進行緩步行走練習，時間3～5分鐘。

7：00～8：00

以快步走的方式走到車站，上公車後盡量不坐座位。

中午：

12：40～13：00

以散步的方式在公司附近走一圈或爬三趟三層樓的樓梯。

17：30～18：00

以散步的方式前往車站，並提前一站下車。

晚上：

19：30～20：00

整理家務或做飯，期間可用後腳跟走3～5分鐘。

20：00～20：30

到附近公園散步半個小時，或環繞社區走兩趟。

在看完了走步愛好者們的計畫之後，我們再看看走步運動教練為初學者制訂的三週走步計畫：

第一週：熟悉技巧

對初學者來說，在開始運動之前，應該先做些必要的練習，在整個練習過程中，步行的速度要比平時慢一點，時間約為10分鐘左右，而且最好在運動之前，先做3～5分鐘的暖身練習。

直線走

在跑道、大路或是操場上，練習沿一條直線行走，雙腳的內側沿著這條直線的外側移動，可以讓你更容易進入走步狀態。

交叉走

還是那條直線，我們可以透過沿直線兩側交叉移動雙腳來鍛鍊臀部，其目的是讓你學會在進行走步運動時擺動身體，而且，還可以從臀部伸展你的腿，使骨盆交替向前，有助於邁出更大的步伐。

腳跟步行

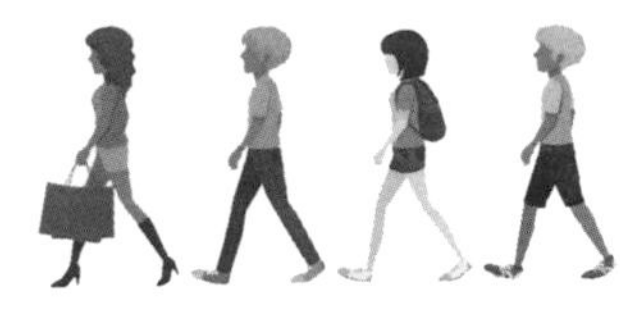

腳跟著地，腳趾離開地面的走法，能讓你的小腿和脛骨得到伸展和變得強壯，它可以給你撐離地面的力量，使你的步伐強勁有力。

環繞手臂

手臂慢慢向後環繞，接著向上舉起，再從後環繞放下。這會使你放鬆胸肌、臂肌和後脊，進而可以最大限度地甩動手臂。

第二週：間隔訓練

做完第一週的技巧練習之後，我們會掌握一些基本的技巧，那麼，在接下來的第二週裡，我們將做以下練習。不過在做下列練習之前，仍然不要忘記5~10分鐘的暖身。

速度練習

對於這項練習，你可以在一條跑道上，以自己最快的速度走完200公尺之後，開始慢慢減速，一直到自己的心率恢復到正常為止（120次/分鐘），然後，再用自己最快的速度走完400公尺，然後逐漸慢下來，直到心率恢復正常為止。

最後，連續重複這個過程，並逐漸將距離拉長到600公尺、800公尺，然後再將整個過程重複一遍，不過，在第二次重複的時候，要記得把順序顛倒一下，從最長的距離開始，以最短的距離結束。

目標鍛鍊

這時候，你可以選擇一個可重複的目標（如：電話亭、商店、樹等），在選定目標之後，就用自己最快速度步行，抵達第一目標，然後再用正常速度達到第二個目標，接著，加速走完全部的距離，再以慢速走完同等的路程。

如果你的目標速度是12分鐘走1.5公里，那麼就以該速度快步走6分鐘，然後慢行2分鐘，重複間隔練習30分鐘。

第三週：卡路里的消耗

這裡有兩種燃燒熱量的交替間隔步行方法（燃燒500卡路里，需要持續75分鐘），選擇其中一種練習即可。

A、經過短暫的暖身之後，你可以以12分鐘走1.5公里的速度走完4公里，然後再以正常的速度走10分鐘，接下來再重複一次即可。

B、暖身後，用最快的速度（11～12分鐘走1.5公里）步行1小時。

另外，在雙腳著地的時候，應注意以下幾點：

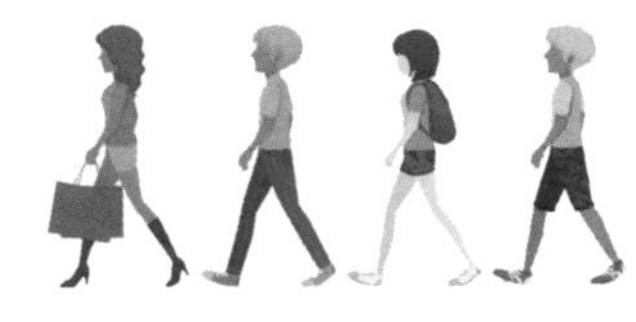

1、抬頭：下頷應始終與地面保持平行。你可以這樣想像，有一根繩子綁著你，迫使你從頭頂到整個脊椎呈一條直線。

2、收腹：收緊腹部肌肉，挺直脊背，這種方式將逐漸幫助你改善胸部的狀況。

3、擺動手臂：彎曲肘部呈90度，並讓你的手在腰部和臀部之間的高度範圍內，呈弧線擺動，不要太高，收回手臂時，上臂應與地面盡量保持水準，而且，手臂擺動應與雙足呈相反的方向。

4、步伐：誇張的跨步並不會使你走得更快，反而會引起小腿和臀部的肌肉痠痛，有時還會導致不必要的反彈力，白白浪費體力。只有每分鐘移動的步伐越多，才可能走得越來越快。反覆交替大步和小步走，找到最快又不會有反彈力現象的步幅，才是你真正要的步伐。

5、足部：在運動時，每一步都是腳跟、腳掌、腳趾的運動過程，以腳跟著地，力量透過腳掌，然後以腳趾推離地面。

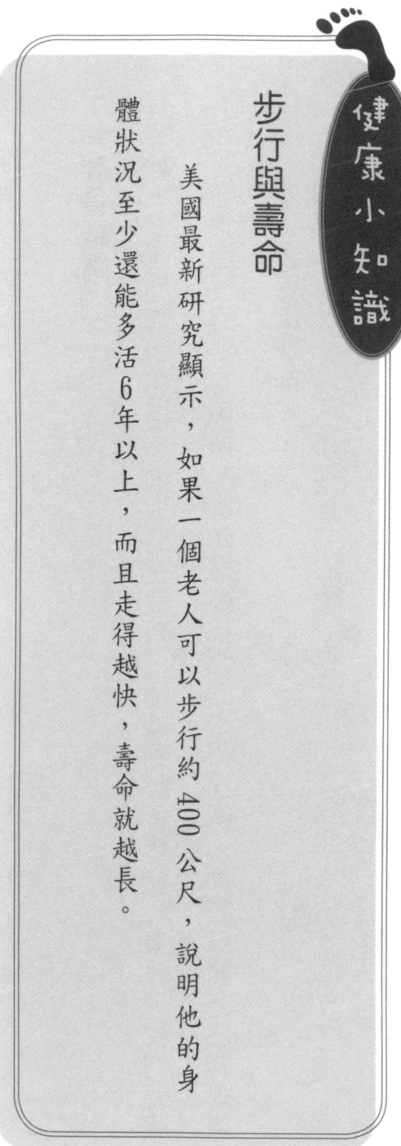

步行與壽命

美國最新研究顯示，如果一個老人可以步行約400公尺，說明他的身體狀況至少還能多活6年以上，而且走得越快，壽命就越長。

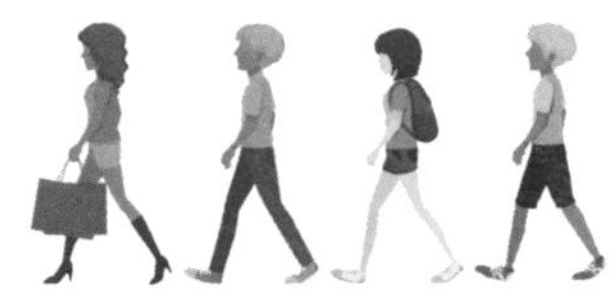

第5節 走路者的力量訓練

你想給每天疲勞奔波的走路注入一些活力嗎？你想加大你的步幅，增加你的行程嗎？如何才能讓自己走得更快、更遠、更有效呢？其實，所有的答案就在於讓自己擁有一個強而有力、柔軟、靈活的身體。而且，這種力量和靈活性還可以減輕脛骨受到的傷痛，降低走路時給髖部和後背帶來的疲勞。

那麼，我們應該如何去做呢？下面就向大家介紹伊萊恩·沃德教練和多戈·加菲爾德博士共同推薦的練習方法：

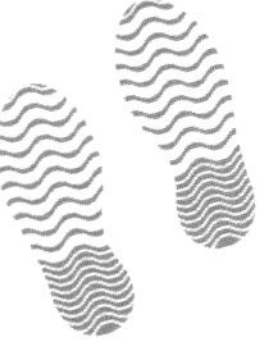

1、脛骨鍛鍊

有時候，當我們努力想提高前進的速度時，卻感到脛骨疼痛，這時，我們就應該放慢腳步，先對脛骨進行適當的鍛鍊，以此提高我們的走路速度，具體鍛鍊方法有兩種，大家可以任選一種練習或兩種都練：

A、腳跟練習

①將身體的重心放在兩腳之間，使兩腳受力均衡。膝蓋彎曲，身體向後慢慢傾斜。

②將腳尖抬離地面，使身體重心落在腳跟上。

③身體慢慢前傾，使重心透過腳底平穩地向前移動，落到腳尖。

④以整個腳跟——腳尖重心移動身體為一次練習，反覆進行12次。

B、停頓練習

①像正常走路一樣向前邁出一步，但是當邁出到腳跟著地之前停住，這時候腳要離地面10公分高，同時腳尖抬起指向天空。

②慢慢地從一數到三，同時盡量使腳尖保持向後鉤的姿勢。

③重複這個練習一分鐘後，再正常走路一分鐘。

注意，這個練習大約以兩分鐘的停頓走路為一循環，每次練習都不能少於兩個循環。

2、髖部鍛鍊

強壯、靈活的髖部屈肌組織能夠增大你的步幅，同時又能使你步態優雅，使你走路更輕鬆。下面介紹兩種練習方法，使你的髖關節更加柔軟。同時，這兩種練習還能大大減輕由於長時間靜坐所帶來的身體僵硬。

A、「8」字練習

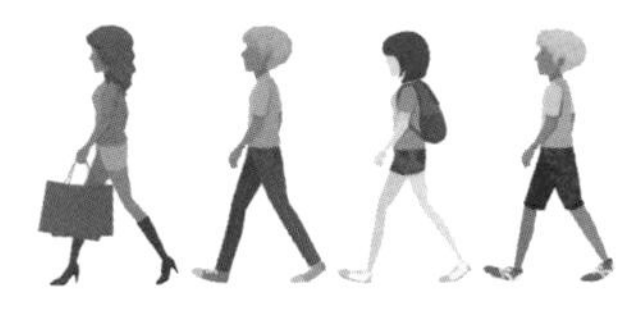

①單腳站立，並用同側手扶住支撐物。

②用另一隻腳在空中畫平躺著的「8」字，記得「8」字的上半圈在身體之前，下半圈在身體之後。

③逐漸增加動作的幅度，使「8」字越畫越大。

④每隻腳各做10至20次練習。

這種練習可以使髖關節得到充分的旋轉，增加髖關節的靈活性。

B、髖關節伸展練習

①首先，筆直站立，保持背部直立。

②右腳向前邁出一步，同時保持左腳不離地。

③右腳膝蓋彎曲成90度，並不斷向前拉伸你的髖關節，讓你的左側髖關節感到有很大的拉力。

④保持這個姿勢，慢慢地從一數到五，然後收回右腳。

⑤右腳反覆進行這樣練習不少於2次，之後再伸出左腳鍛鍊右側髖關節。

這項練習不僅可以幫助走路的人增加髖關節的靈活性，對那些整天坐在電腦前不動的人來說，也可以很好地放鬆身體，減輕疲勞。

3、腹肌鍛鍊

腹部肌肉缺乏力量常常會導致一個人背部凹陷，這樣不僅體態不雅，而且還會造成背部不適。特別是在長途跋涉之後，這種感覺會特別明顯。因此，進行腹肌鍛鍊也是走路健身前的必要準備項目之一。

A、站立式收縮

①將手掌平放在大腿上，向前彎腰使背部曲線變圓，同時收緊腹部肌肉。

②在收縮身體的過程中，雙手沿著大腿下滑至膝蓋，並在這一方向上施加一定的壓力，這樣做可以使你的腹肌加大收縮。

③反覆進行15次。

B、轉身收腹練習

①先筆直站立，然後微微俯下身子，將你的右手手掌放在左側大腿上。

②向左下方轉動身體，使你的背部彎曲、腹部肌肉得到收縮。

③在身體收縮的同時，用右手在左側大腿上施加一定的壓力，進而使腹肌得到更大的收縮。

④做12次練習之後，再換到另一側做。

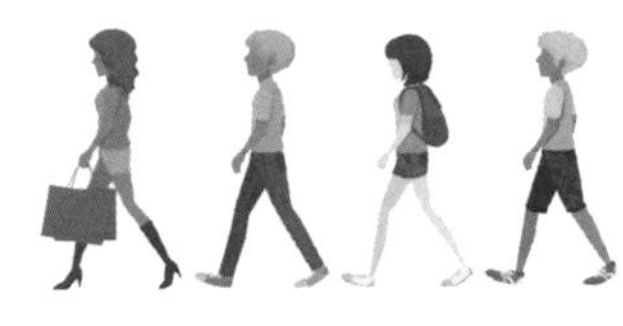

4、大腿鍛鍊

如果你希望能夠透過爬山來進行進一步的鍛鍊的話，在之前還是應當做一些適當的鍛鍊，特別是要針對大腿前部的四頭肌進行相關鍛鍊。具體的方法是：

A、四頭肌練習（1）

這種練習是透過控制腿部肌肉來進行下蹲的，練習有一定的難度，必須慢慢進行。

①首先，兩腳分開站立與肩部同寬。

②慢慢地從一數到五，同時下蹲，膝蓋處的角度不要超過90度角。

③保持膝蓋一直在腳尖的正上方，但是前端不要超過腳尖，然後從一數到二。

④慢慢站起來。站起來的同時向上舉起雙臂，這樣可以同時鍛鍊你的腰部和胸腔。

⑤進行15次練習，注意每次練習都要配合下面的練習來進行。

B、四頭肌練習（2）

①一隻腳站在路沿上，另一隻腳在路沿下，兩隻腳平行站立，使路沿下的腳剛好在另一隻腳的下方。

②將你全身的重量都壓在路沿下的那隻腳上，然後慢慢下蹲，並從一數到二，然後再站起來。每次下蹲膝蓋彎曲的角度不要超過90度。

③進行鍛鍊不可少於15次。

對於以上的這些方式，你可以自行挑選來規劃鍛鍊方案。你可以同時做幾種練習，也可以分若干時段，在每個時段只做一種練習。為了避免肌肉傷痛，在開始階段你可以進行數量較少的練習，之後再逐步地增加訓練量，不過，主要還是以自身的承受力為準。

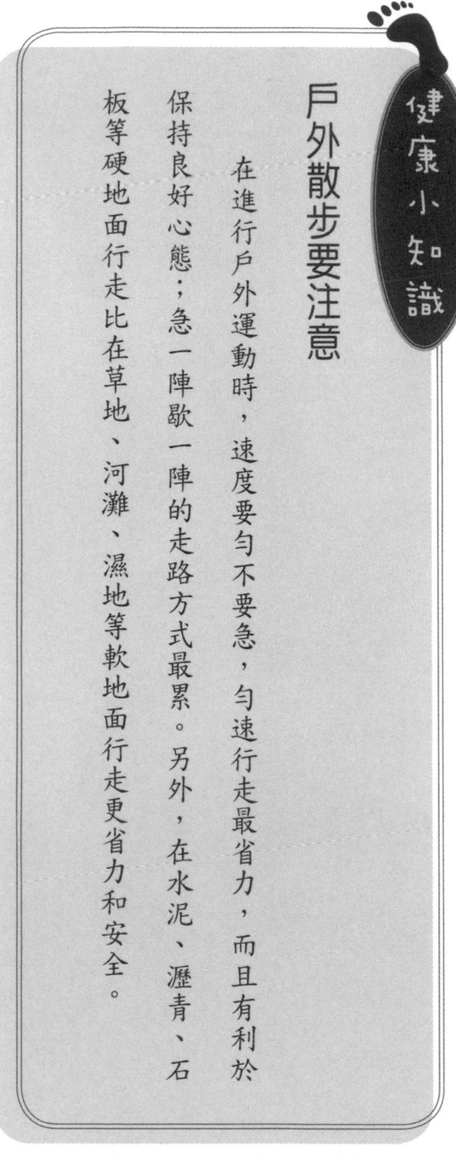

戶外散步要注意

在進行戶外運動時，速度要勻不要急，勻速行走最省力，而且有利於保持良好心態；急一陣歇一陣的走路方式最累。另外，在水泥、瀝青、石板等硬地面行走比在草地、河灘、濕地等軟地面行走更省力和安全。

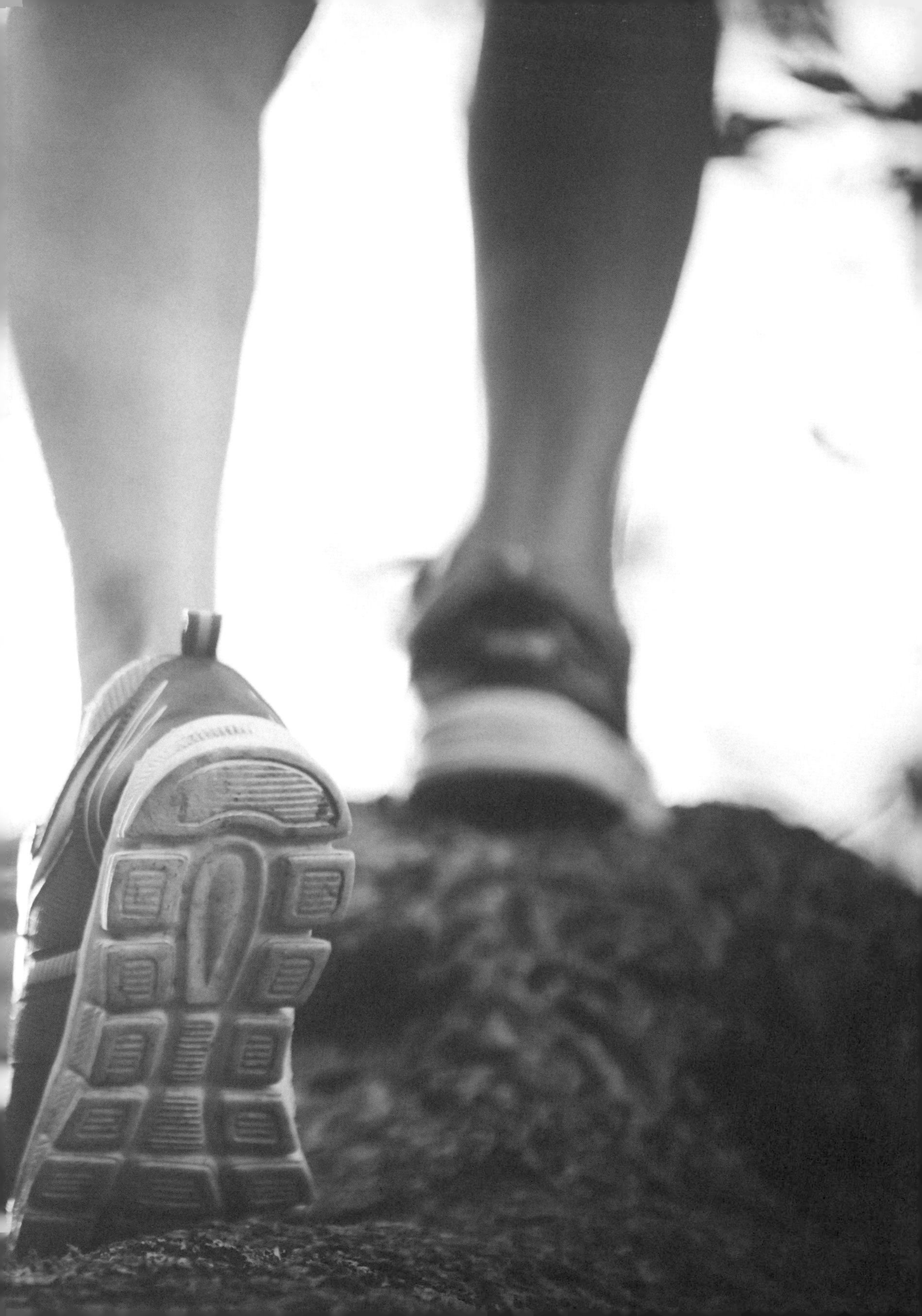

第十六章

名人的「走路效應」

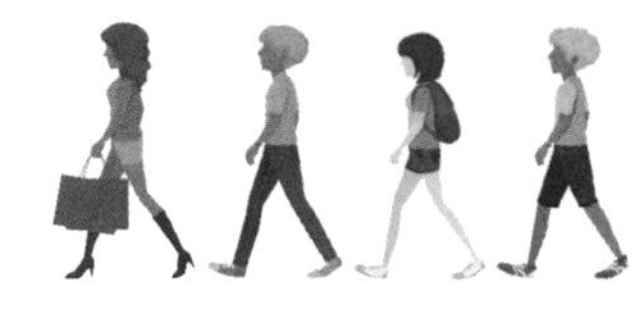

提起走路，很多人都會認為這有何難？我每天都在走路，難道還要學嗎？可是你知道嗎？走路與健康有著非常密切的關係。古今中外，堅持以走路來鍛鍊身體，而達到強身健體、壽高業就的名人非常之多。

法國哲學家盧梭說：「走，喚起和激勵我的思想。」德國哲學家康得每天堅持散步一小時，活到80歲；年已9旬的孫毅的長壽祕訣則是「鐵腳板走上長壽路」；年過80的美國第37任總統尼克森每天早晨走3.2公里，天黑之後再走1.6公里。可見走路運動對於強身健體、延年益壽等都有很好的效果。

第1節 英國皇室步行法

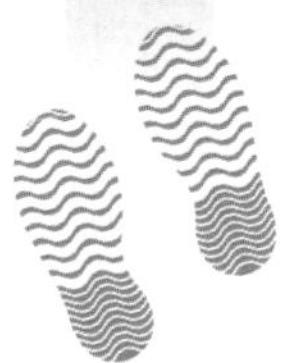

伊莉莎白二世是英國世襲的國家元首，她於1952年2月6日繼承王位，至今已有56個年頭，同時她也是澳大利亞、紐西蘭、加拿大等17個英聯邦國家元首。她數十年如一日，經常到英國各地視察工業、農業、教育等方面的發展情況，年近八旬仍神采奕奕、健康美麗，並精力充沛地往返於世界各國。而且，她在自己各種行程安排中，經常會有持續站立兩小時以上的情況。

2004年12月24日平安夜，年近79歲高齡的英國女王伊莉莎白二世在王室聖誕大餐上，因為沒跟侍從配合好，結果摔了個四腳朝天。就在大家不知所措之時，坐在地上的女王卻咯咯地笑了起來，第二天她便騎著自己的愛馬到外面兜風了。

她的母親伊莉莎白王太后則更是舉國尊敬、愛戴的傳奇女性，王太后於2002年3月30日下午3時15分在睡夢中安然辭世，享年101歲。英國首相布雷爾評價她說：「在她漫長和卓越的一生中，她的風度、責任感和對生命的強烈熱情使她受到人們的愛戴。愛戴她

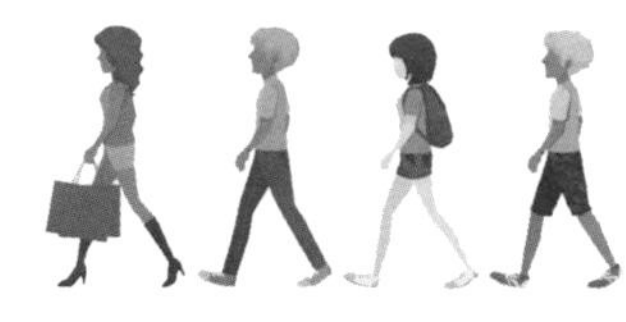

的人不分階層和年齡，尊敬她的人也不限於英國……」

這時候，人們不禁感到好奇了，為什麼伊莉莎白母女倆能如此健康長壽呢？她們是不是有什麼特殊的養生祕訣呢？

原來，女王的健康長壽祕訣中最重要的一項就是「皇室步行法」。

幾十年來，女王一直堅持每個週末都到溫莎公園散步，只要有時間，還每天在白金漢宮的後花園遛狗。當然，女王的散步可不是一般的散步，她採取的是「皇室步行法」。這種步法要求步行者抬頭挺胸，速度較快，要持續一定的時間。同時，女王在用「皇室步行法」散步的時候，總是選擇那種鞋面寬、鞋頭圓且帶5公分高的鞋跟。盛夏時常穿清涼造型的鞋子。一天會換穿數次鞋子，而這些，也使她的腳部得到了很好的休息。

有專家指出，這種快步走的姿勢能糾正老年性駝背，去除腹部脂肪，鍛鍊心肺功能，讓人精神煥發。

當然，對上了年紀的人來說，要俐落快步地走路的確有些辛苦。因此，很多人都會在不知不覺中放慢腳步，或養成無精打采的走路姿勢，而這樣就會造成肥胖。因此，從現在開始，讓我們學習伊莉莎白女王，在走路時，矯正姿勢，抬頭挺胸，乾脆俐落地走路吧！

健康小知識

步行運動的注意事項

準備一雙適合的運動鞋、一雙透氣性好的棉質運動襪、遮陽帽、防曬油必不可少，在選擇步行服裝的時候，寬大的棉質T恤和長褲則是首選。

另外，野外散步，千萬不要噴香水，因為這樣會招來蜜蜂或是其他小蟲子。

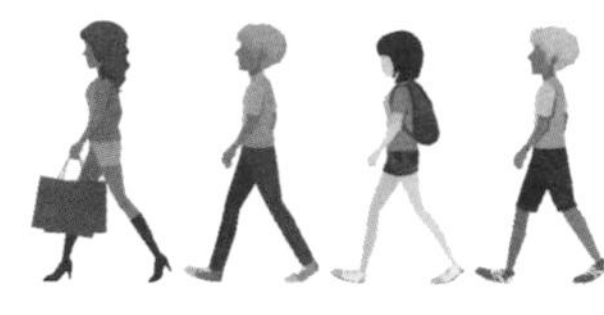

第2節 愛因斯坦也愛步行

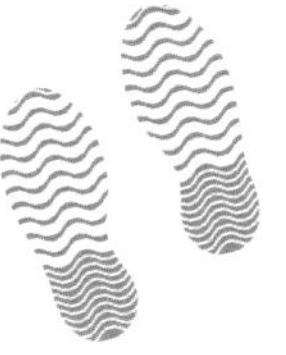

阿爾伯特．愛因斯坦，1879年出生在德國。他的父親是位電氣工程師，在家庭的薰陶下，他愛上了科學，並在其一生中獲得了卓著的科研成果，其中最著名的便是他用實驗證實了原子的存在，創立了相對論，並發展了普朗克提出的量子假說，為現代物理學發展做出了卓越的貢獻。愛因斯坦在科學上的成就是眾所周知的，可是却很少有人知道，愛因斯坦從小就喜歡運動，而且一生都堅持不懈，直到老年，人們還曾尊重地稱他「老年運動家」。

曾經有一次，他獲邀去比利時訪問，國王和王后為了表示對這位德高望重的老科學家的尊重，準備隆重地歡迎他。愛因斯坦到達的這一天，火車站上張燈結果，官員們身着禮服列隊在車站迎接。火車到站後鼓樂齊鳴，可是，等到旅客都走光了，也不見愛因斯坦的影子。原來，他提着皮箱，拿着小提琴，早已經從前一個小站下車，一路步行到王宮。後來王后問他：「為什麼不搭乘火車到終點站，而偏偏選擇徒步受累呢？」他笑着答：「王后，請不要見怪。我生平喜歡步行，步行常給我無窮的樂趣。」

在愛因斯坦晚年的時候，他還堅持工作、堅持運動，他不僅經常做家事，還經常邀請朋友去爬山，刻意地磨練意志，鍛鍊身體。有一次，愛因斯坦還和居禮夫人及其兩位女兒，興致勃勃地攀登了瑞士東部的安加丁冰川。

在普林斯頓的時候，愛因斯坦就算七十多歲了，每天仍然堅持從他住的地方步行到研究所，他每天從他家走到辦公室，距離大概有兩公里，他不喜歡開車，而寧願選擇步行。因為步行可以讓他呼吸到新鮮的空氣，也可以更好的思考問題。他還喜歡和朋友一起散步，在輕鬆的氛圍中，可以刺激大腦活動，保持血液暢通，進而得以拿比在實驗室裡更好的思維來進行思考。《愛因斯坦傳》有一段記述，一次，愛因斯坦正在散步，突然停下來說，現在看到的月亮是不是月亮的存在？這一思維最終引發了相對論的產生。可見步行可以帶來多大的靈感。

所以，如果你想擁有愛因斯坦那般的長壽和大腦，那就趕快學習他，每天都堅持步行鍛鍊吧！

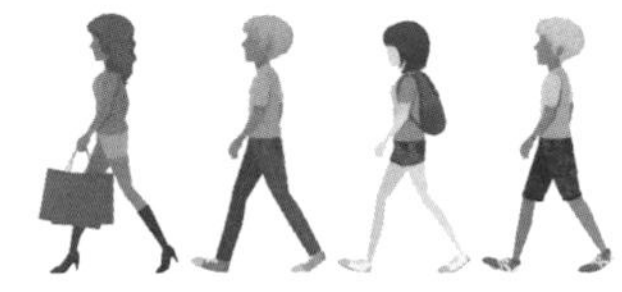

健康小知識

抬腿走

就像踢正步一樣。這一方法不僅可以防止跌倒，還可以防止疝氣。這是因為，如果在脊椎骨兩側前面的卡腰肌得不到鍛鍊，這種功能性退化就容易引起疝氣，尤其是越瘦的老人越容易得。但是如果每天堅持定時定量的正步走，就可以達到預防老年人疝氣的效果。

第3節 珍·方達的健身法則

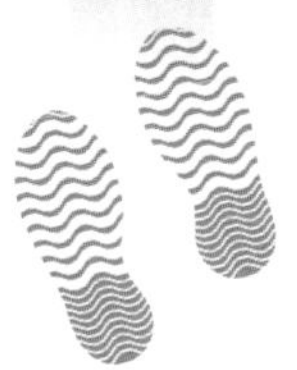

提到健美，我們不得不說起珍‧方達，她是美國著名演員、活動家、女權主義者，此外，還是健身專家和公眾模仿的榜樣。她出版的《珍‧方達健身指南》這本書連續24個月排名《紐約時報》暢銷書榜首，後來被翻譯成50多種文字。

就體型而言，她的美麗是眾所周知的，1995年被英國《帝國》雜誌評為「電影史上最性感的影星」之一，而讓人意外的是，她所擁有的這些竟然都是在日常生活中隨時注意鍛鍊而獲得的。她為了保持自己的體型健美，即使走路，她也有獨創的健美法。

珍‧方達在走路健美上，總結了以下幾點：

1、活潑、輕快地走。為了獲得走路的鍛鍊效果，珍‧方達摸索出理想的步行速度是每小時六點八公里，即每分鐘走一百二十公尺左右。

2、重心稍向前傾。走路時，腳的用力方向應是向後蹬，而不是向下扣。腳要盡量向前伸直，不能以八字型走，腳與臀部要垂直成一線。

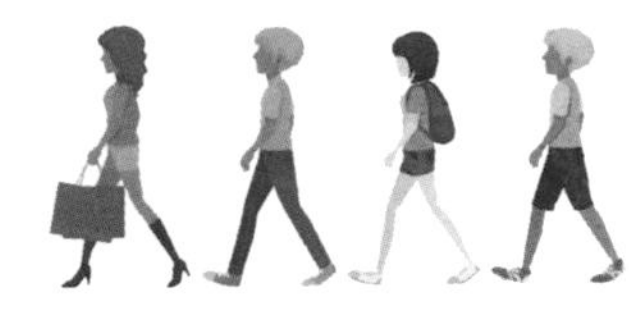

3、以大步、拉長步伐爲宜，這樣走可以加快速度，並使步伐富有節奏感，使腿和臀部都達到充分的活動狀態。

4、提高重心。走路時，應挺胸、直背、抬頭，頸部和腰部要有挺起感，身體保持正直，但不要緊繃、僵硬。

5、兩臀甩動自然有力。甩臂時幅度要大、輕鬆自如。

具體的走路要求是：在走路時體態要輕鬆自如，上肢擺動，腹部肌肉收縮，呼吸均勻而稍加深，膈肌上下運動加強，促使肺活量增加。健身的關鍵在於經常性，所以，每週至少3次，每次至少半小時。在剛吃過飯、天氣不好或感覺疲勞的情況下則不要勉強。

另外，走路時的衣著要合身、方便，步態要平穩有力，節奏均勻。比較理想的步行速度是每分鐘走 120 公尺左右，以走完後不感覺勞累，覺得舒適爲原則。

除了走路運動，她還對於爬樓梯的健身方法提出一些建議和方法：

對爬樓梯這項健身運動來說，它不需任何器材，不受氣候影響，方法較簡捷，是一種非常簡單而有效的健身運動。

上下樓梯主要是下肢運動，除了發展下肢肌群（股四頭肌、小腿三角肌、股後肌群和臀部肌群）的力量外，還可增強心肺功能，發揮強身健體的作用。

其練習方法是：練習者可以在公司或社區選擇5層左右的樓房，從樓下順著樓梯向上爬，速度方面可根據自己的體力情況自行決定。

對於體弱者，在剛開始的時候，可以先扶著牆壁慢慢向上爬，在經過一段時間的鍛鍊之後，逐漸放棄扶牆。

體力好的人則不要扶牆，下樓時速度要稍慢，以免摔倒。訓練時間從每天的15分鐘逐漸增加到1個小時左右，運動頻率是每天一次或隔日一次。具體情況可以根據自己的身體狀況來制訂一個訓練計畫，並按計畫進行鍛鍊。

在訓練前、後要記得測量自己的心率，用訓練時的最高心率來控制自己的運動強度。另外，還要注意記錄自己每天早晨起床前的晨脈，以此來觀察自身的變化，適時調整自己的鍛鍊時間、運動強度，以便使自己身體能得到更好的鍛鍊。

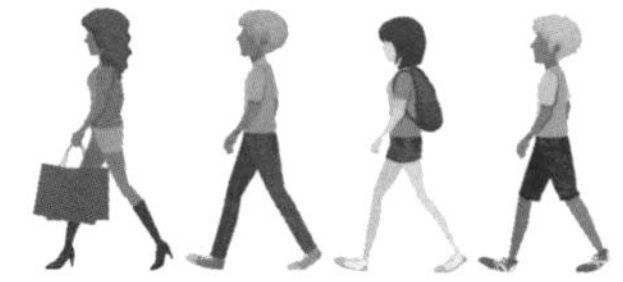

健康小知識

三點固定法

行走傾斜度大的山坡時，要用「三點固定法」，也就是在移動一肢到新的位置之前，確保另外三肢處於三個穩固的著力點上。

第4節 巴甫洛夫的長壽之道

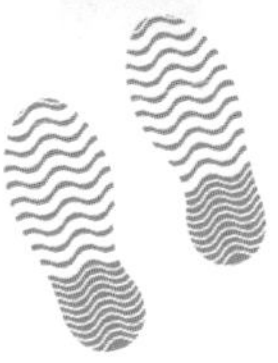

巴甫洛夫，俄國生理學家。1849年9月26日出生於俄國梁贊，1936年2月27日卒於列寧格勒。

巴甫洛夫在學生時代就開始從事心血管神經調節研究，提出了心臟營養神經的概念。1891年他開始研究消化生理，在「海頓海因小胃」基礎上，製成了保留神經支配的「巴甫洛夫小胃」，並創造了一系列研究消化生理的慢性實驗方法（如唾液瘻、食道瘻、胃瘻、胰腺瘻等），揭示了消化系統活動的一些基本規律。

因爲在消化生理學方面的傑出貢獻，巴甫洛夫獲得了1904年諾貝爾生理學和醫學獎，成爲世界上第一個獲得諾貝爾獎的生理學家。之後，他又提出了第二信號系統學說，揭示了人類所特有的思維生理基礎。

1907年他當選爲俄國科學院院士；後又被英、美、法、德等22個國家的科學院選爲院士，同時，他還是28個國家生理學會的名譽會員和11個國家的名譽教授。

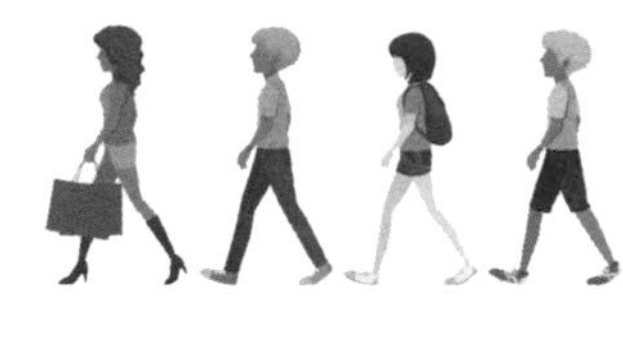

這就是高齡87歲的偉大生理學家，高級神經活動理論創始人巴甫洛夫，他將全部的精力投入在科學事業中，但是，在身體的鍛鍊和保健上，和他的各種研究一樣，他從來都不曾馬虎。而且直到晚年，他還能以驚人的能量投入科學研究中，爲人類做出了巨大的貢獻。

那麼，他的長壽祕訣又是什麼呢？

其實，巴甫洛夫一生特別注重運動和鍛鍊。他總是利用閒暇時游泳、划船，甚至還會在吊環、雙槓、鞍馬及其他專業器材上鍛鍊身體。幾十年來，他都堅持冷水浴，每天早上起床後，他會先做體操，然後用洗冷水澡、搓身，用手反覆全身揉搓使血液順流通暢。無論冬天還是夏天，他臥室的窗戶總是敞開著的，使室內空氣流通，風和日麗的天氣，他就會到外面去散步、曬太陽。

到六十歲的時候，巴甫洛夫仍堅持步行前往實驗室，而且還要保持自己達到每小時5公里的步行速度。70歲時，他還背上包裹做負重鍛鍊。就因爲70多歲的他總是背著背包做負重鍛鍊，還曾引起一個小小的誤會呢！

有一次，巴甫洛夫正背著背包在路上散步，幾個小學生走了過來，他們不認識這位老生理學家，以爲他只是一個背著重物的一般老人。他們商量著：「老爺爺背的那個背包好像很重，年紀那麼大，背那麼大一個背包多不方便啊，我們去幫老爺爺背東西吧！」於是幾個人一擁而上，打算助人爲樂。

巴甫洛夫馬上明白了他們的意圖，他立刻謝絕了，他親切的告訴他們：「孩子們，謝謝你們的好意，我是在負重散步，鍛鍊身體呢！」

「啊？您是在鍛鍊身體啊？」孩子們叫道。「哦，對不起，是我們弄錯了！」這個小小的誤會使得這幾個小學生很不好意思。

巴甫洛夫見這場小誤會使得孩子們很不好意思，就摸摸這個的頭，拍拍那個的肩，說：「好心的孩子們，我們來比賽吧！看誰走得快。」

「好啊！」孩子們拍手歡呼。

巴甫洛夫果真開始和孩子們賽跑了，樹林裡人影閃動，孩子們的歡笑聲響徹天空。

巴甫洛夫的長壽與健康正是來自於他幾十年如一日規律的生活與運動。他每天早晨7點起床，然後做操洗澡，8點吃早餐，8點50分前計畫一天的工作，做各種準備；9點開始工作，午餐休息後，1點50分進實驗室工作；6點吃晚餐，餐後散步休息，然後再投入工作。工作時，他能夠集中精神的工作，而休息時，他也能盡情的休息，從散步中得到全身的放鬆。

巴甫洛夫熱愛大自然並非常喜歡野外活動，對他來說，去郊外行走散步是一種極大的

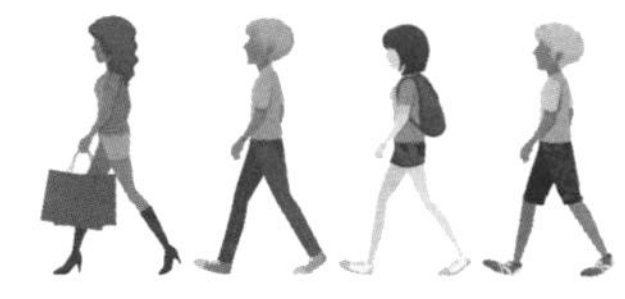

享受，散步不僅可以鍛鍊身體，放鬆心情，還可以收集動植物標本，這樣既獲得了知識，又調劑了生活，愉悅了身心。

身爲人們耳熟能詳的科學家，巴甫洛夫不僅在生理學科研究事業上爲人類做出了巨大的貢獻，而且他的養生之道也爲更多的人們追求健康長壽提供了有益的啓示。

健康小知識

水泥馬路不適合運動

包括走路在內，一般健身活動，都不能在水泥馬路上進行，因爲除了大量的汽車廢氣對健康不利外，長期在較硬質地的路面上行走易導致運動損傷。

第5節 喜歡散步的澳大利亞總理

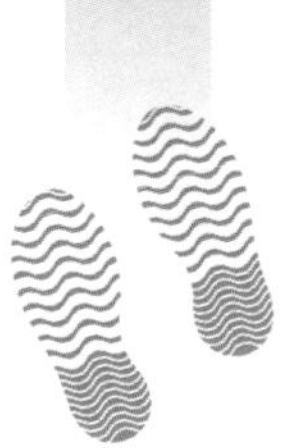

1939年7月26日出生在澳大利亞悉尼的約翰・溫斯頓・霍華德，於1996年3月11日宣誓就任澳大利亞總理，成爲自聯邦成立以來的第25位總理。他畢業於雪梨大學，獲得法學學士學位。並在1998年10月和2001年11月大選中蟬聯總理。2004年10月，澳大利亞執政聯盟在聯邦大選中獲勝。執政聯盟領導人霍華德將第四次就任澳大利亞聯邦總理，成爲澳大利亞曆史上第二位執政時間最長的總理。

要知道，這位律師出身的約翰・溫斯頓・霍華德自從1974年先後當選新南威爾士州自由黨議員和聯邦眾議員後，就在政壇角逐近30年仍屹立不搖。如今60多歲的他表示：自己經常鍛鍊身體，身體很好，還不是談退休的時候。他旺盛的精力正是來自於他堅持不懈的晨起散步。

每天早上七點半左右，約翰・溫斯頓・霍華德就會身著他喜歡的「袋鼠」牌運動套裝，從他居住的基里比利大廈出發，沿著海邊散步35分鐘。

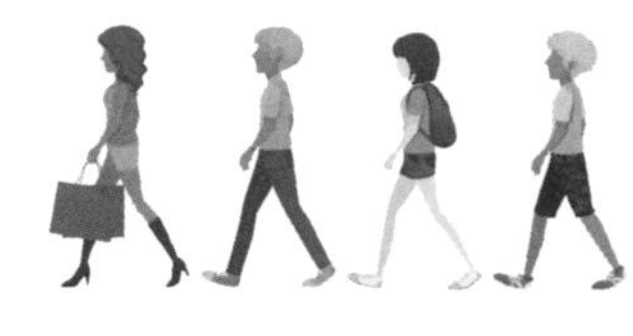

在接受澳大利亞《星期日郵報》記者採訪時，霍華德表示：「我經常鍛鍊身體，感覺狀態很好，當然我也很實際，知道沒人能永遠工作下去，但是年齡不是變得無能的原因，有能力就是有能力。」

他還說：「我每天的飲食都很有規律，而且，自己也不會把工作和行程安排得特別緊湊，另外，我每天都會出去做至少半個小時的走步運動，這對身體也非常有益，因此，我可不像一些其他的政治家那樣經常罹患潰瘍，搞壞了身體，他們總是無暇吃飯，要嘛就是爲了趕飛機而疲於奔命。」

霍華德很明白，政治上的常青需要健康的身體來支撐。健康的體魄給了他敏銳的頭腦和從不言倦的精神，也是他30年來馳騁於政壇的根基所在。他說：「我不怕說話前後矛盾，我無法想像不再當總理會是什麼樣子，我不想放棄這份工作，我真的不想……」不過我們相信，不管他的政治生涯會怎麼樣，他的散步生涯是不會停止的。

健康小知識

腳跟走路法

1．平地走。身體自然直立，頭端正，兩腳成平夾角90度外展，兩腳腳尖翹起，向前走或者向後走皆可。

2．進退法。進三退二，即向前走三步，後退兩步，也可以左右走。

3．下樓梯。身體自然直立，兩腳腳尖翹起，直膝。這種方法比較耗費體力，較適合中青年人。

要注意的是，運動時，忌運動量過大，不能急行或感到氣急。此方法還可與正常散步交替進行。

國家圖書館出版品預行編目（CIP）資料

這是一本教你走路治病的書：走出一個好身體，風靡全球的走路療法一次教會你 / 胡建夫著 . -- 第一版 . -- 臺北市：樂果文化出版：紅螞蟻圖書發行 , 2018.02
面；　公分 . --（樂健康；24）
ISBN 978-986-95136-8-5（平裝）

1. 運動健康 2. 健行

411.712　　1060220003

樂健康 24

這是一本教你走路治病的書：

走出一個好身體，風靡全球的走路療法一次教會你

作　　　者 ／ 胡建夫
總　編　輯 ／ 何南輝
責 任 編 輯 ／ 韓顯赫
行 銷 企 劃 ／ 黃文秀
封 面 設 計 ／ 引子設計
內 頁 設 計 ／ 沙海潛行

出　　　版 ／ 樂果文化事業有限公司
讀者服務專線 ／（02）2795-3656
劃 撥 帳 號 ／ 50118837 號　樂果文化事業有限公司
印　刷　廠 ／ 卡樂彩色製版印刷有限公司
總　經　銷 ／ 紅螞蟻圖書有限公司
地　　　址 ／ 台北市內湖區舊宗路二段 121 巷 19 號（紅螞蟻資訊大樓）
電話：（02）2795-3656
傳真：（02）2795-4100

2018 年 2 月第一版　定價／ 280 元　ISBN 978-986-95136-8-5